Schmerzbehandlung mit Xyloneural®

R. Pellegrini / H. Schmitz / A. Zohmann

Pellegrini R., Schmitz H., Zohmann A.:
Schmerzbehandlung mit Xyloneural®-Einführung in Grundlagen
und Injektionstechnik der Neuraltherapie

FÜR DIE VERFASSER:
Dr. Andreas Zohmann
Bahnhofbichl 13, A-6391 Fieberbrunn

KONZEPTION, GRAFISCHE GESTALTUNG:
Beny Olonetzky und Partner, Zürich

FOTOS:
Gebro Broschek KG, A-6391 Fieberbrunn,
Beny Olonetzky und Partner, Zürich

WISSENSCHAFTLICHE ZEICHNUNGEN:
Markus Kasper, Wien,
Roman Hippéli, Volkbach (S. 23)
Sonja Burger, Zürich (S. 11, 17, 24/25, 27, 36, 37)

HERAUSGEBER UND VERLEGER:
Gebro Broschek KG, A-6391 Fieberbrunn

Alle Rechte, insbesondere das Recht der Vervielfältigung und Verbreitung sowie der Übersetzung, vorbehalten. Kein Teil des Werkes darf in irgendeiner Form (sei es durch Fotokopie, Mikrofilm oder ein anderes Verfahren) ohne vorherige schriftliche Genehmigung des Verlegers bzw. Herausgebers reproduziert oder unter Verwendung elektronischer Systeme verarbeitet, vervielfältigt oder verbreitet werden.

© Gebro Broschek KG, A-6391 Fieberbrunn 1987

Aus dem Medizinbuchprogramm der
UHLEN Verlagsges.m.b.H., Wien
Auslieferung für Österreich: Morawa, Wien

ISBN 3 900466 32 7

Vorwort

Die Einführung in die Schmerzbehandlung mit Xyloneural erhebt keinen Anspruch auf Vollständigkeit, sondern soll dazu dienen, dem Interessierten in kurzgefaßter und übersichtlicher Form die theoretischen, physiologischen und pathomorphologischen Grundlagen sowie einige Injektionstechniken der Neuraltherapie zu veranschaulichen.

Sie ersetzt in keiner Weise spezifische Kurse, sondern soll in erster Linie den Leser mit einer Therapieform bekanntmachen, die für den Patienten segensreich ist und für den Arzt eine wertvolle Bereicherung seiner Behandlungsmöglichkeiten darstellt.

Wir danken Herrn Prim. Univ. Doz. Dr. med. H. Tilscher und Herrn Prim. Univ. Doz. Dr. med. O. Bergsmann für die Durchsicht des technischen Teiles sowie Herrn M. Kasper für die Erstellung der anatomischen Zeichnungen.

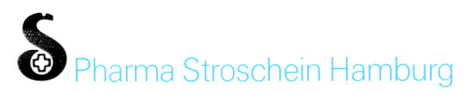

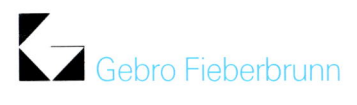

Pharma Stroschein Hamburg

Gebro Fieberbrunn

Inhaltsverzeichnis — I. Teil

	Einleitung	7
	Grundlagen der Xyloneural-Therapie	8
1.	Kurz-Information	8
2.	Der Schmerz	9
3.	Indikationen der Xyloneural-Therapie	12
4.	Untersuchung des Patienten	13
4.1.	Anamnese	13
4.2.	Palpation	14
5.	Therapieformen	16
6.	Injektionsmaterial	19
7.	Das Neuraltherapeutikum Xyloneural	20
8.	Die Neuraltherapie	22
8.1.	Definition	22
8.2.	Das Vegetativum	22
8.3.	Schmerzleitung und ihre Unterbrechung	24
8.4.	Segmenttherapie (Maximalpunkte)	28
8.5.	Störfeldbehandlung	31

Inhaltsverzeichnis 2. Teil

	Injektionstechnik, Indikationen und Therapievorschläge	34
1.	Einführung in die Injektionstechnik der Xyloneural-Therapie	36
2.	Indikationen und Therapievorschläge	39
2.1.	Erkrankungen der Wirbelsäule	40
2.1.1.	HWS-Syndrom, Zervikalsyndrom	40
2.1.2.	Lumbalgie, Lumbalsyndrom, Lumbago	44
2.1.3.	Ischialgie, Ischias	52
2.2.	Erkrankungen der Extremitäten	58
2.2.1.	Schulter-Arm-Syndrom	58
2.2.2.	Das schmerzhafte Ellbogengelenk	68
2.2.3.	Das schmerzhafte Hüftgelenk	72
2.2.4.	Das schmerzhafte Kniegelenk	76
2.3.	Beschwerden im Kopfbereich	82
2.3.1.	Kopfschmerzen, Migräne	82
2.3.2.	Tinnitus aurium	90
2.4.	Behandlung des ‹Störfeldes›	96
2.4.1.	Zähne	96
2.4.2.	Tonsillen	98
2.4.3.	Narben	102
	Präparatbeschreibung	104
	Quellenverzeichnis und weiterführende Literatur	105

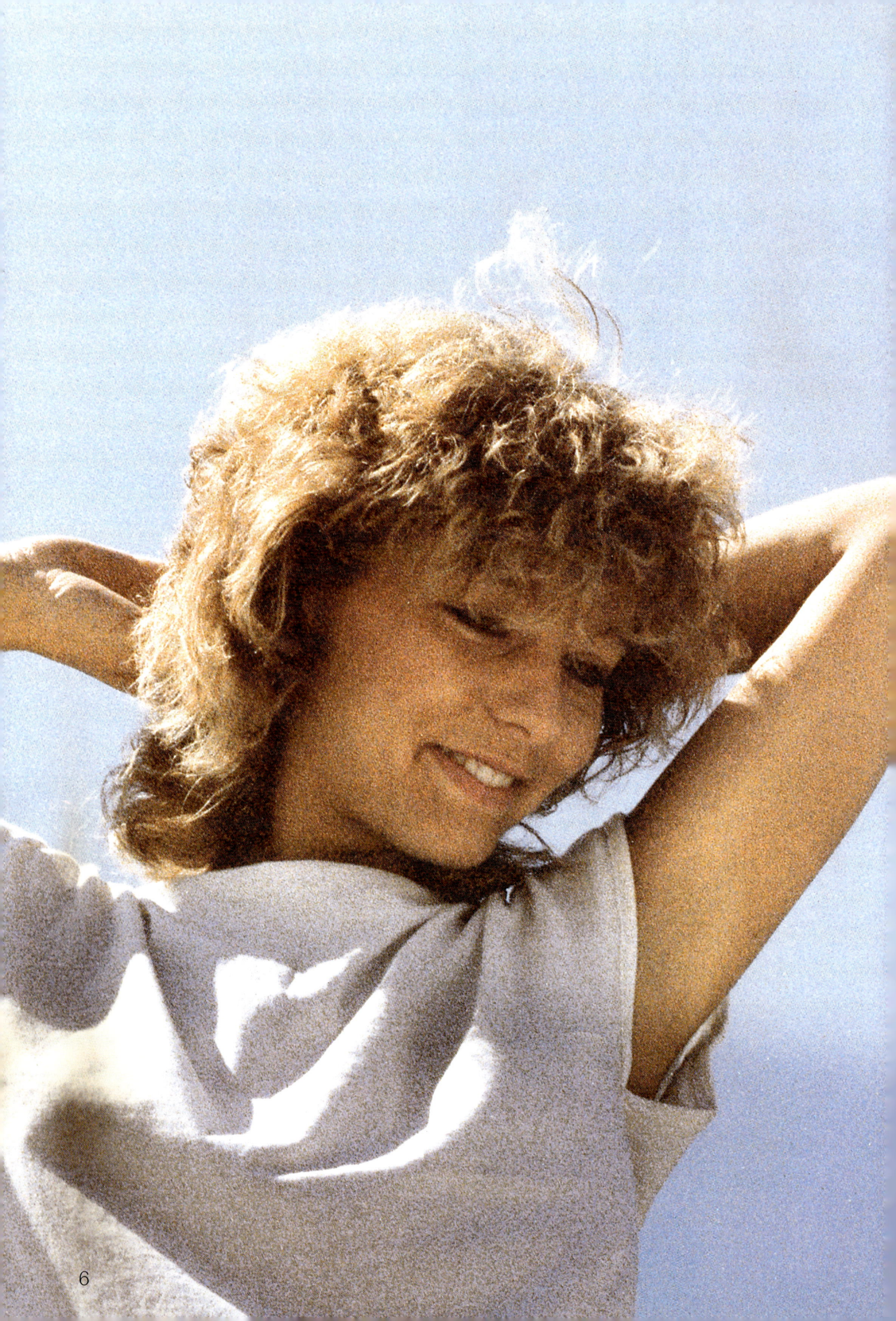

Einleitung

Schmerztherapie ist medizinischer Alltag und ärztliche Kunst zugleich. An der raschen, dauerhaften Hilfe mißt der Kranke das Können seines Arztes.

Die Behandlung – insbesondere chronischer, therapieresistenter Schmerzen – mit Xyloneural im Rahmen der Neuraltherapie ist technisch relativ einfach, kostensparend, bei korrekter Anwendung nahezu gefahrlos und durch ihre rasche Wirksamkeit für Patient und Arzt gleichermaßen befriedigend. Jeder Arzt sollte sie kennen und wenigstens in ihren Grundzügen beherrschen, denn

schmerzfreie Patienten
sind dankbare Patienten!

Grundlagen der Xyloneural®-Therapie

1. Kurzinformation zur raschen Orientierung

Schmerztherapie mit Xyloneural
ist mehr als nur ‹örtliche Betäubung›.

Grundlage dieser Schmerzbehandlung
ist die Beobachtung, daß die Wirkung von Lokalanaesthetika örtlich und zeitlich über das Vorhandensein pharmakologisch wirksamer Konzentrationen am Ort der Injektion hinausgeht. Damit lassen sich Schmerzen dauernd oder auf längere Sicht bessern oder beheben.

Wirkungsweise:
Schmerzen sind Ausdruck gestörter biokybernetischer Regulationsmechanismen, welche normalerweise über die Bahnen des Neurovegetativums vitale Funktionsabläufe steuern.

Xyloneural stabilisiert das elektrische Membranpotential der reizleitenden Zelle. Es blockiert damit nicht nur den Schmerz, sondern auch die begleitenden Störungen der Motorik und der Vasokonstriktion. Verspannte Muskeln werden entspannt, die dadurch bewirkte bessere Durchblutung begünstigt die Heilung.

Bei richtiger Anwendung hat die Xyloneural-Therapie ein sehr günstiges Wirkungs-/Nebenwirkungsverhältnis.

Indikationen:
Chronische, therapieresistente, aber auch akute Schmerzen der täglichen Praxis.

Technik:
Xyloneural wird in Form von Quaddeln, Infiltrationen oder Injektionen appliziert und wirkt

- am locus dolendi
- über das zugehörige Segment
- über ein eventuelles Störfeld

2. Der Schmerz

Er ist schicksalhafter Begleiter alles Lebendigen. Meist führen Schmerzen den Kranken zum Arzt.

Der akute Schmerz ist Wächter der Gesundheit. Er hat Signalfunktion, offenbart eine Verständigung und fordert therapeutisches Handeln.

Anders der chronische Schmerz: Er hat die Warnfunktion verloren, belastet den Kranken, zerstört seine Lebensfreude und ist quälender Begleiter einer Krankheit, die zum *Leiden* wurde (Abb. 1).

Der Circulus vitiosus des Schmerzes

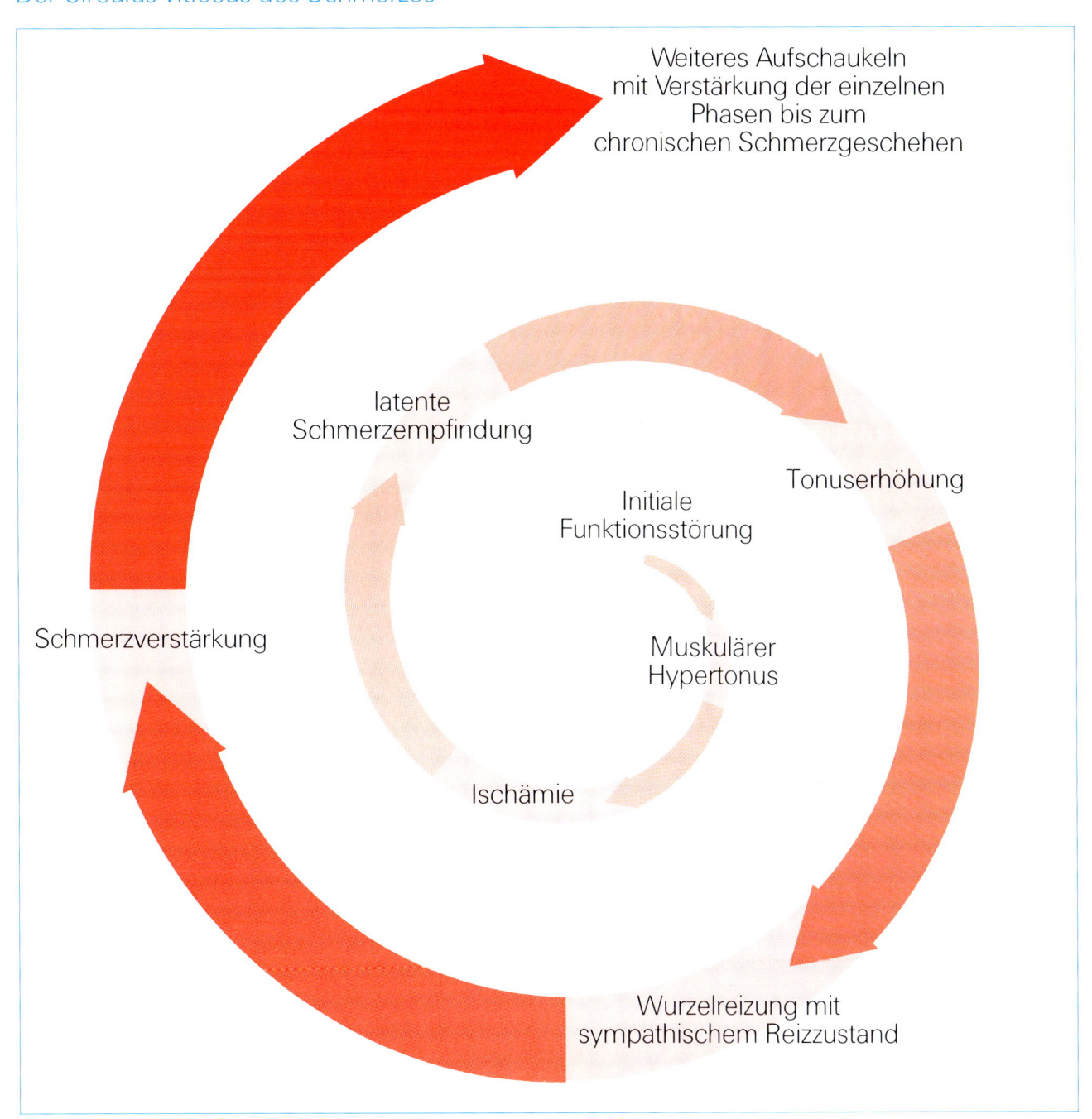

- Weiteres Aufschaukeln mit Verstärkung der einzelnen Phasen bis zum chronischen Schmerzgeschehen
- latente Schmerzempfindung
- Initiale Funktionsstörung
- Tonuserhöhung
- Muskulärer Hypertonus
- Schmerzverstärkung
- Ischämie
- Wurzelreizung mit sympathischem Reizzustand

Die Schmerzforschung spricht von algogenen Substanzen (z.B. Kalium, Kinine u.a.), die bei Alteration oder Zerstörung von Zellen die distalen Endigungen schmerzleitender Nerven, die sogenannten Nozizeptoren, erregen. Diese Erregung wird über Neuronen, deren Zellkörper in den Spinalganglien liegen, zum Rückenmark geleitet. In der *Substantia gelatinosa* des Hinterhorns bestehen interneuronale Kontakte zu Motoneuronen und polysynaptischen Reflexbahnen.

Über den *Tractus spinothalamicus* erreicht die Erregung die *Formatio reticularis* und den *Thalamus.* Die Formatio reticularis beeinflußt die vegetativen Funktionen (Blässe, Schweißausbruch, Pupillenerweiterung usw.). In Thalamus und *Limbischem System* erfolgt die affektive Bewertung (die Änderung der Stimmungslage, Angst, die reaktive Depression, das ‹Leiden›). In den sensorischen Arealen der *Hirnrinde* erfolgt schließlich die Lokalisation des Schmerzes (Abb. 2).

Die vielfältigen Verbindungen der Schmerzbahnen erklären die Vielzahl schmerzbegleitender Reaktionen.

Deshalb hat erfolgreiche Schmerzbehandlung stets eine multiple Wirkung: über die eigentliche Schmerzausschaltung hinaus wirkt sie positiv auf Motorik, Vegetativum und Psyche.

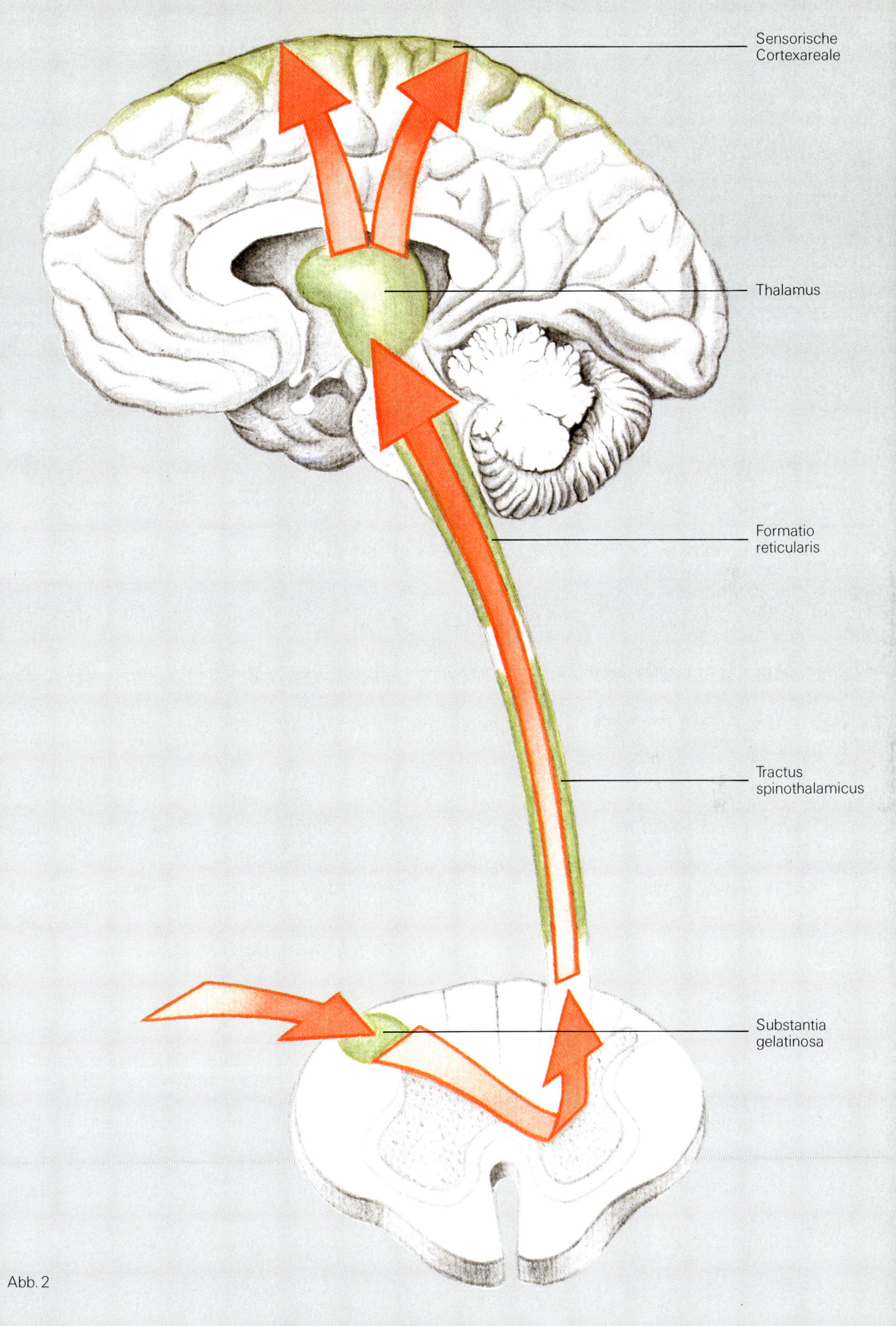

Sensorische Cortexareale

Thalamus

Formatio reticularis

Tractus spinothalamicus

Substantia gelatinosa

Abb. 2

3. Indikationen der Xyloneural®-Therapie

Xyloneural wirkt regulierend bei gestörten organischen Strukturen und befreit bei zerstörten organischen Strukturen vom quälenden Begleitschmerz.

Chronisch-schmerzhafte Syndrome
sind das wichtigste Indikationsgebiet. Sie sind gegenüber klassischen Behandlungsmethoden oft therapieresistent und sprechen gut auf Xyloneural an (z.B. das schmerzhafte Schultergelenk, Tennisellbogen, chronische Muskelverspannungen, chronisches Syndrom des rheumatischen Formenkreises).

Akut-schmerzhafte Syndrome,
besonders im Bereich der Wirbelsäule. Hier ist die Xyloneural-Therapie eine wirkungsvolle, nebenwirkungsarme Ergänzung der konventionellen medikamentösen Therapie (z.B. bei HWS-Syndrom, Ischialgie, Lumbalgie etc.).

Andere Erkrankungen:
Oft erlaubt Xyloneural als Begleittherapie eine Reduktion der notwendigen Medikamente und deren Nebenwirkungen (u.a. bei Kopfschmerz, Migräne, Postcholecystektomiesyndrom).

Die Xyloneural-Therapie ist schmerzarm und belastet den Patienten – richtig dosiert und gezielt eingesetzt – nicht zusätzlich.

4. Die Untersuchung des Patienten

4.1. Die Anamnese

Eine gründliche, allgemeine Untersuchung des Patienten ist Voraussetzung einer Schmerzbehandlung mit Xyloneural. Sie sollte sich nicht auf die Symptomatik beschränken; stets sollte vor Therapiebeginn eine ausreichende Befunderhebung zur differentialdiagnostischen Abklärung führen.

Die Anamnese ist bei einer Schmerzbehandlung mit Xyloneural aus zwei Gründen besonders sorgfältig aufzunehmen.

Erstens darf die Warnfunktion des Akutschmerzes nicht übersehen werden. Krankheiten, die unverzüglich eine spezifische Behandlung erfordern (z.B. Tumor, koronare Herzkrankheit, Ulkus, Infektionen usw.) sind auszuschließen.

Zweitens sollte die Anamnese so weit als möglich zurückverfolgt werden, um eventuelle Störfelder zu berücksichtigen.

Jede Krankheit kann ein Störfeld verursachen, und jede chronische Krankheit kann durch ein Störfeld bedingt sein.

4.2 Die Palpation

ist die wichtigste lokale Untersuchungsmethode an Schmerzpatienten. Sie erlaubt die Lokalisation turgor- und tonusveränderter Stellen.

Gekonnte Palpation ist das Ergebnis praktischer Erfahrung am Patienten.

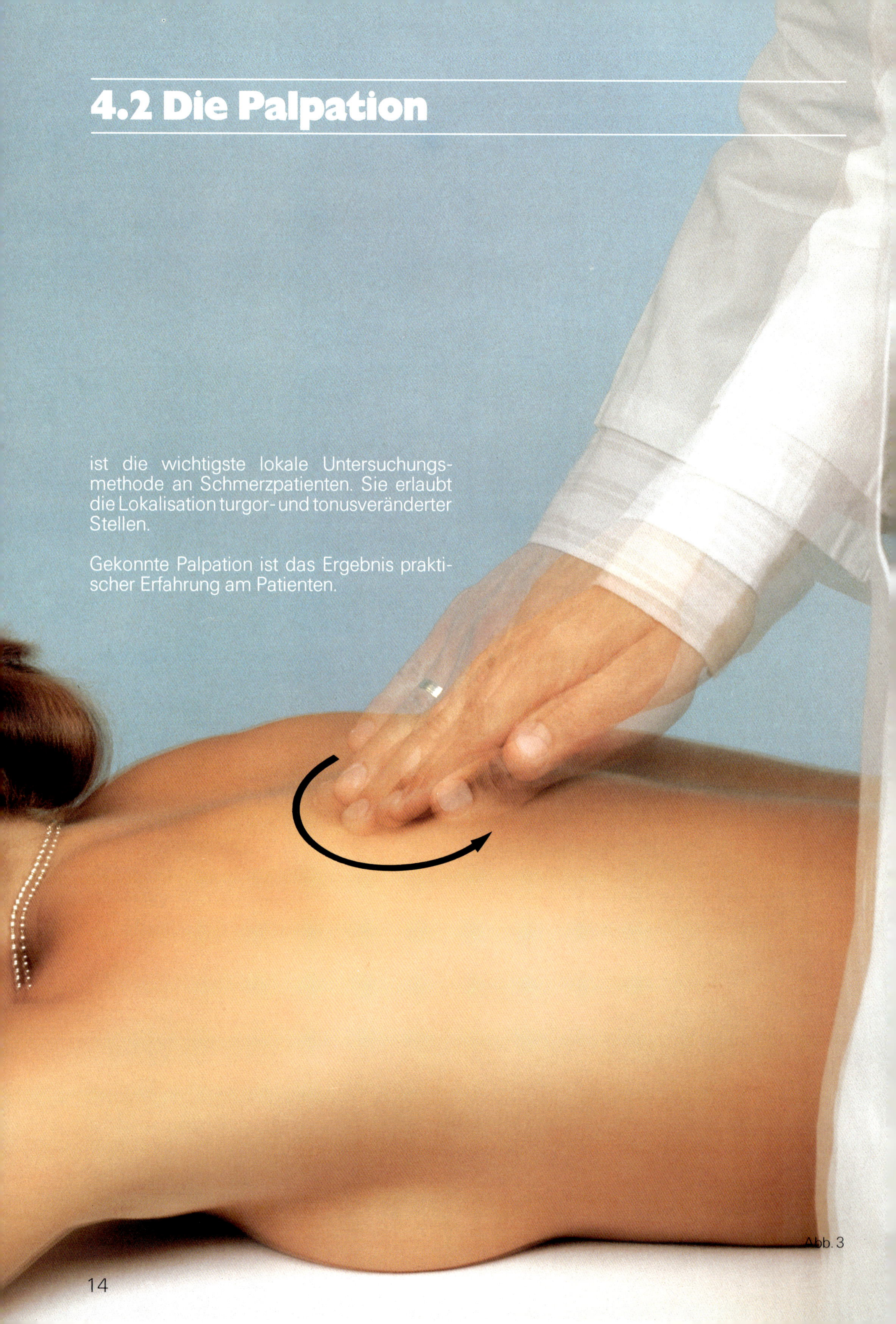

Abb. 3

Palpationstechnik:
Der bei der Palpation ausgeübte *Druck* erlaubt die Exploration der einzelnen Schichten.

Cutis:
Mit *ganz geringem* Druck werden 1 bis 3 Finger über die Haut bewegt und dabei Turgor und Verschiebbarkeit der Haut gegenüber der Subcutis getestet.

Subcutis:
Mit *sanftem* Druck wird der plan aufgelegte Zeigefinger in kranialer Richtung verschoben – der ‹Bindegewebsstrich› (Abb. 4). Die dabei sich bildende Falte verschwindet bei erhöhtem Bindegewebsturgor
oder
die Verspannungen sind mit Hilfe der ‹Kiblerschen Hautfalte› (zwischen Zeigefinger und Daumen angehobene Haut) zu tasten (Abb. 5).

Tiefere Strukturen:
mit kreisenden Bewegungen und *steigendem* Druck werden Muskelverspannungen und Myogelosen getastet und abgegrenzt (Abb. 3).

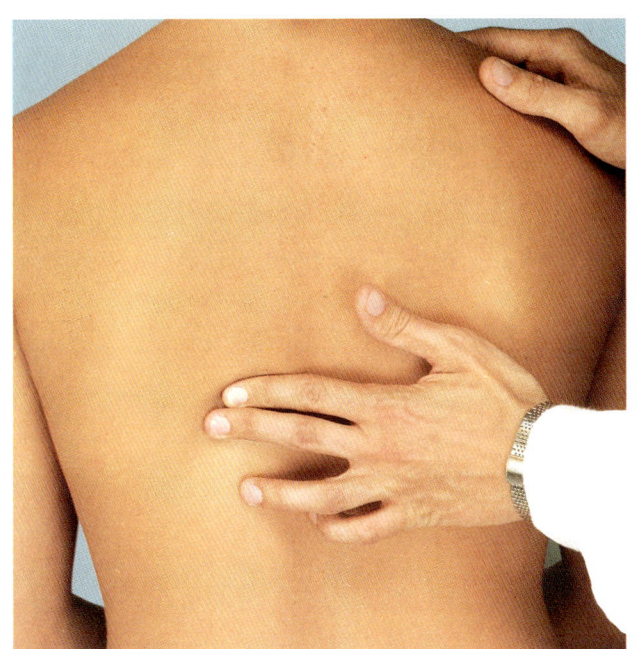

Abb. 4

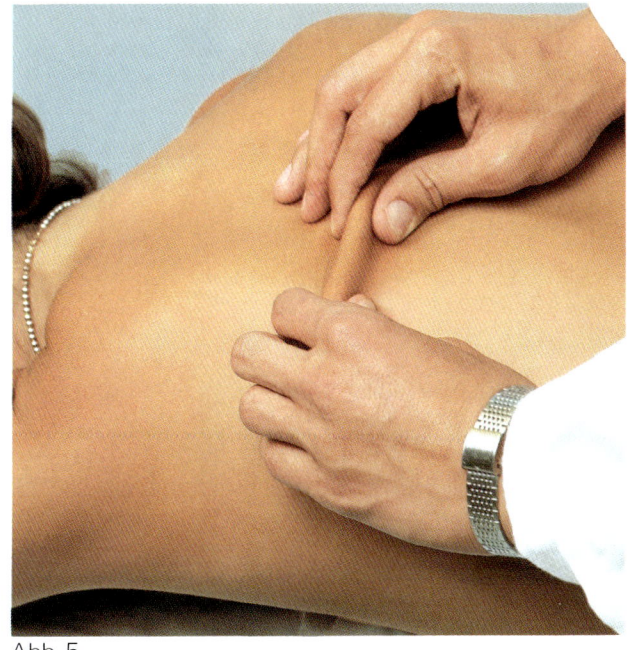

Abb. 5

Anmerkung: Oft führt eine sorgfältig durchgeführte Palpation zwar fort von der schmerzenden Stelle, doch hin zum eigentlichen Ursprung der Schmerzen – zum eigentlichen Behandlungsort.

5. Therapieformen

- Injektionen an den locus dolendi
  bezwecken lokale Schmerzausschaltung und Normalisierung der Funktion.

- Injektion in das Segment
  meist in Form von Hautquaddeln oder Quaddeln kombiniert mit tiefer Infiltration. Die Lokalanaesthesie des reizgestörten Segmentgewebes löscht das nervale Irritationssyndrom in der Peripherie aus, unterbricht den pathologischen Reflexweg und normalisiert vegetative und motorische Funktionen.

- Injektion an Nervenstämme und Nervenganglien
  Die Unterbrechung der Schmerzleitung führt im somatischen Bereich zur Schmerzausschaltung und über das vegetative Nervensystem zur Normalisierung der entgleisten vegetativen Funktionen.

- Injektion um und in Gelenke und an Gelenkskapseln
  Xyloneural bessert die fehlende oder eingeschränkte Gelenksexkursion.

- Injektion an das Periost
  zur Schmerzausschaltung durch Unterbrechung der auf den osteoviszeralen Reflexwegen (Vogler, Krauss) verlaufenden Schmerzbahnen.

- Injektion in und um das Störfeld
  Die Ausschaltung von Störfeldern hemmt durch Normalisierung der Regelvorgänge die überschießende Beantwortung an sich schwacher Reize und bessert oder beseitigt das Schmerzsyndrom.

17

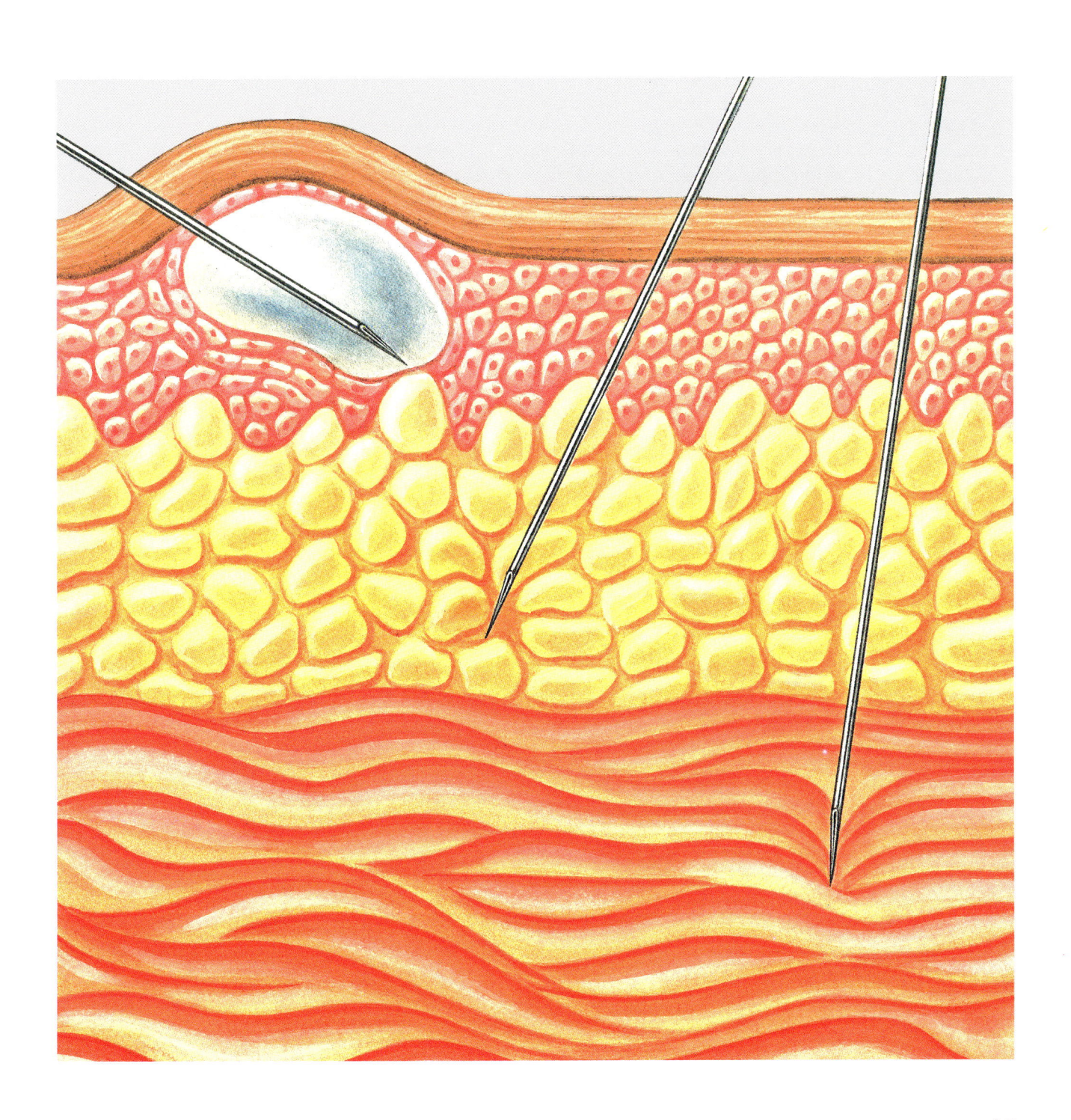

Abb. 6

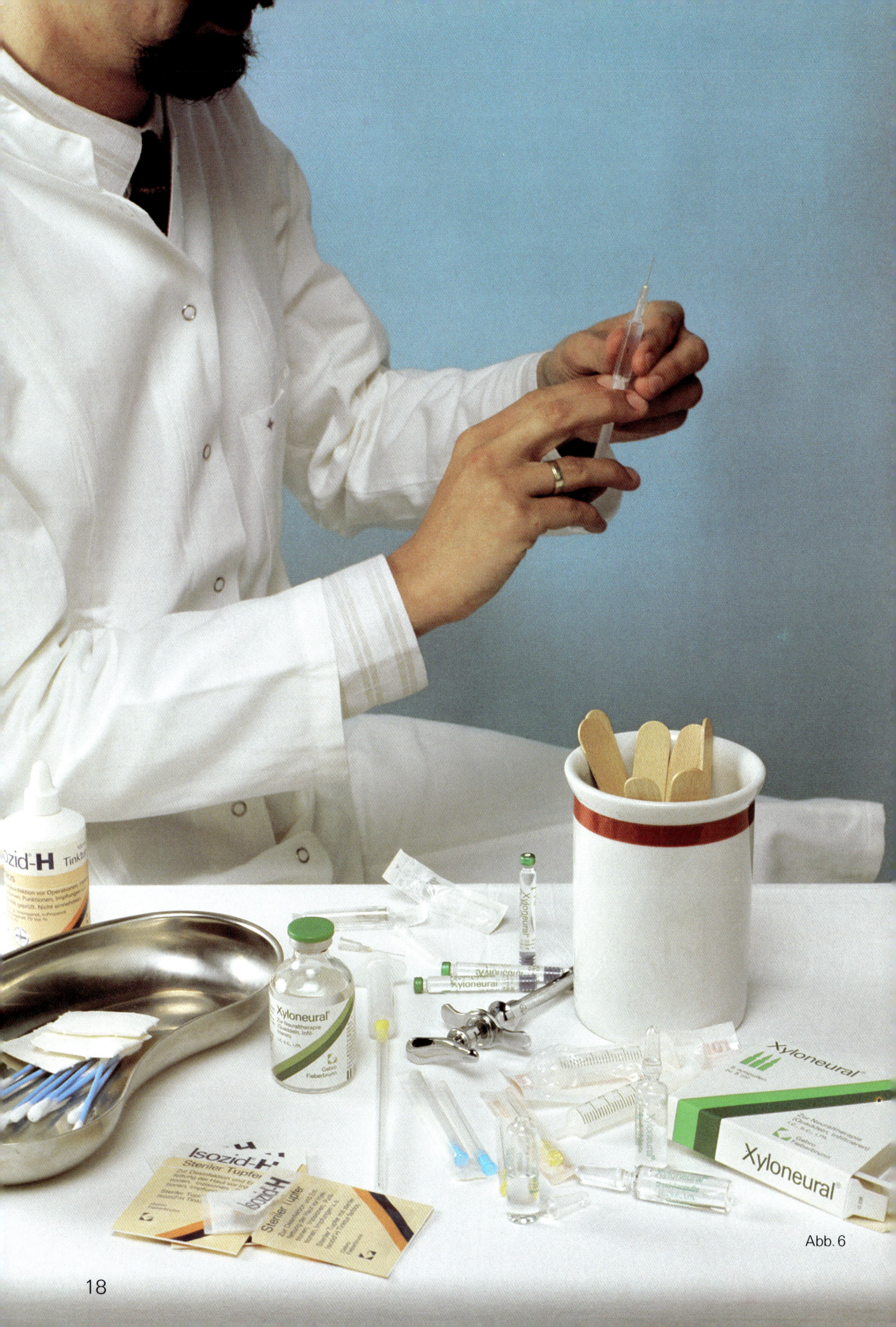

6. Injektionsmaterial

Zur Durchführung der Xyloneural-Therapie braucht der Arzt nur die übliche Injektionsausrüstung (Abb. 6).

a) Kanülen

Zum Quaddeln:
Subkutannadel 0,4 mm stark, 20 mm lang.

Zum Infiltrieren:
Injektionsnadel 0,45–0,8 mm stark, 23–120 mm lang (je nach Ort der Infiltration, siehe 2. Teil).

b) Injektionsspritzen

Einmalinjektionsspritzen (für Xyloneural® Ampullen und Durchstichflaschen)
Zylinderampullenspritzen (für Xyloneural®-Zylinderampullen)

→ Anmerkung: Xyloneural® Zylinderampullen sind für verschiedenste im Handel erhältliche Zylinderampullenspritzen und andere gängige Systeme (wie z.B. Ligmaject®, Citoject® usw.) verwendbar.

c) Xyloneural®

in Ampullen, Zylinderampullen, Durchstichflaschen

d) Desinfektionsmittel, Tupfer

7. Das Neuraltherapeutikum Xyloneural®

Xyloneural, ein Amid-Lokalanaesthetikum mit dem Wirkstoff Lidocain, besitzt gegenüber älteren Lokalanaesthetika eine Reihe von Vorteilen, während Nachteile bisher nicht bekannt sind.

Die hohe Lipidlöslichkeit von Lidocain ermöglicht die rasche Diffusion und eine im Vergleich zu Ester-Lokalanaesthetika (z.B. Procain) schnellere Wirksamkeit.

Letztere werden im Plasma zu Diaethylaminoaethanol und p-Aminobenzoesäure metabolisiert. Diaethylaminoaethanol bedingt eine für die Neuraltherapie nicht erforderliche Kreislaufbeeinflussung; die p-Aminobenzoesäure ist auch gelegentlich Ursache von Sensibilisierungen und damit der gegenüber Lidocain insgesamt dreimal höheren Allergierate.

Die Wasserstoffionenkonzentration zwischen pH 6 und pH 7 erklärt die große Verträglichkeit und weitgehende Schmerzarmut durch den sehr rasch eintretenden anästhesierenden Effekt.

Injektionslösungen in Durchstichflaschen und Zylinderampullen haben den bakteriostatischen Zusatz ‹Methylparaben› (p-Hydroxybenzoesäure) als Konservans zu enthalten; die Technologie der Herstellung von Xyloneural-*Ampullen* ermöglicht jedoch eine Injektionslösung ohne Konservierungsmittel, weswegen auch Patienten mit ‹Paragruppenallergien› neuraltherapeutisch behandelt werden können.

Ebenso entfallen die Nebenwirkungen wie Einschlafstörungen und Kreislaufbeeinträchtigungen koffeinhaltiger Lokalanaesthetika.

Nebenwirkungen sind bei fachgerechter Anwendung von Xyloneural sehr selten* und mit der Nebenwirkungsrate nicht steroidaler Antirheumatika nicht zu vergleichen.
Xyloneural kann dem niedergelassenen, neuraltherapeutisch tätigen Arzt empfohlen werden.

Für nähere Angaben zum Neuraltherapeutikum Xyloneural wird auf die Präparatbeschreibung auf Seite 104 verwiesen.

---

*Es wird jedoch auf die für die Anwendung von Lokalanaesthetika allgemein gültigen Vorsichtsmaßnahmen verwiesen!

Lidocain
2-Diäthylamino-2′, 6′-dimethylacetanilid

8. Neuraltherapie

8.1. Definition

8.2. Das Vegetativum

Unter Neuraltherapie versteht man die Behandlung von Schmerzen und vegetativen oder somatischen Funktionsstörungen über das Vegetativum durch Injektion eines Lokalanaesthetikums.

Dabei führt die Normalisierung biokybernetischer Regelvorgänge zum Schwinden der schmerzhaften Symptome, es kommt zu einer Wiederherstellung der Homöostase – zu einer Regulation (Regulationstherapie).

Die Neuraltherapie ist Ganzheitsmedizin. Sie ist weder Alternativmedizin noch Außenseitermethode, sondern eine wertvolle, wirksame und nebenwirkungsarme Ergänzung klassischer Behandlungsmethoden. In ihr vereinigen sich schulmedizinische Erkenntnisse mit den Ergebnissen einer intensiven Grundlagenforschung und den Beobachtungen auf dem Gebiet der Erfahrungsheilkunde.

Die Xyloneural-Therapie basiert auf den Grundlagen der Neuraltherapie nach Huneke und beinhaltet Erkenntnisse der therapeutischen Lokalanaesthesie (Gross), der Segment- (Kibler), Reflextherapie (Tilscher) u. a.

Das Vegetativum

Darunter versteht man heute nicht mehr nur das vegetative Nervensystem (Sympathikus und Parasympathikus), sondern das gesamte vegetative Grundsystem (Zelle-Milieu-System nach Pischinger).

Letzteres besteht aus weichem, zelligem Bindegewebe (Grundsubstanz, Bindegewebszellen); es füllt alle Organspalten aus, verbindet Zellen mit Nerven und Blutgefäßen und erfüllt die *vegetative Grundfunktion*. Darunter versteht man die Übertragung der Impulse von der Zelle zum zugehörigen Nerv und Blutgefäß und umgekehrt (Abb. 7).

Dabei gewinnen in letzter Zeit immer mehr Proteoglykanverbindungen an Bedeutung, welche nicht nur netzartig den gesamten Interzellularraum durchziehen, sondern sich auch in den Zellmembranen fortsetzen.

Vegetatives Nervensystem und Zelle-Milieu-System ergänzen sich: Vegetative Nervenbahnen leiten die Informationen über den Zustand des Zelle-Milieu-Systems weiter an die vegetativen Zentren, wo sie verarbeitet und beantwortet werden.

Somit stehen durch das Vegetativum alle Zellen aller Organe untereinander in ständiger Verbindung.

Aus diesen anatomischen und funktionellen Verhältnissen leitet die Neuraltherapie eine für Pathogenese und Therapie gleichermaßen bedeutende Tatsache ab:

Jede Veränderung im Körper führt stets zu einer Reaktion der gesamten Funktionseinheit.

Abb. 7 (nach Heine)

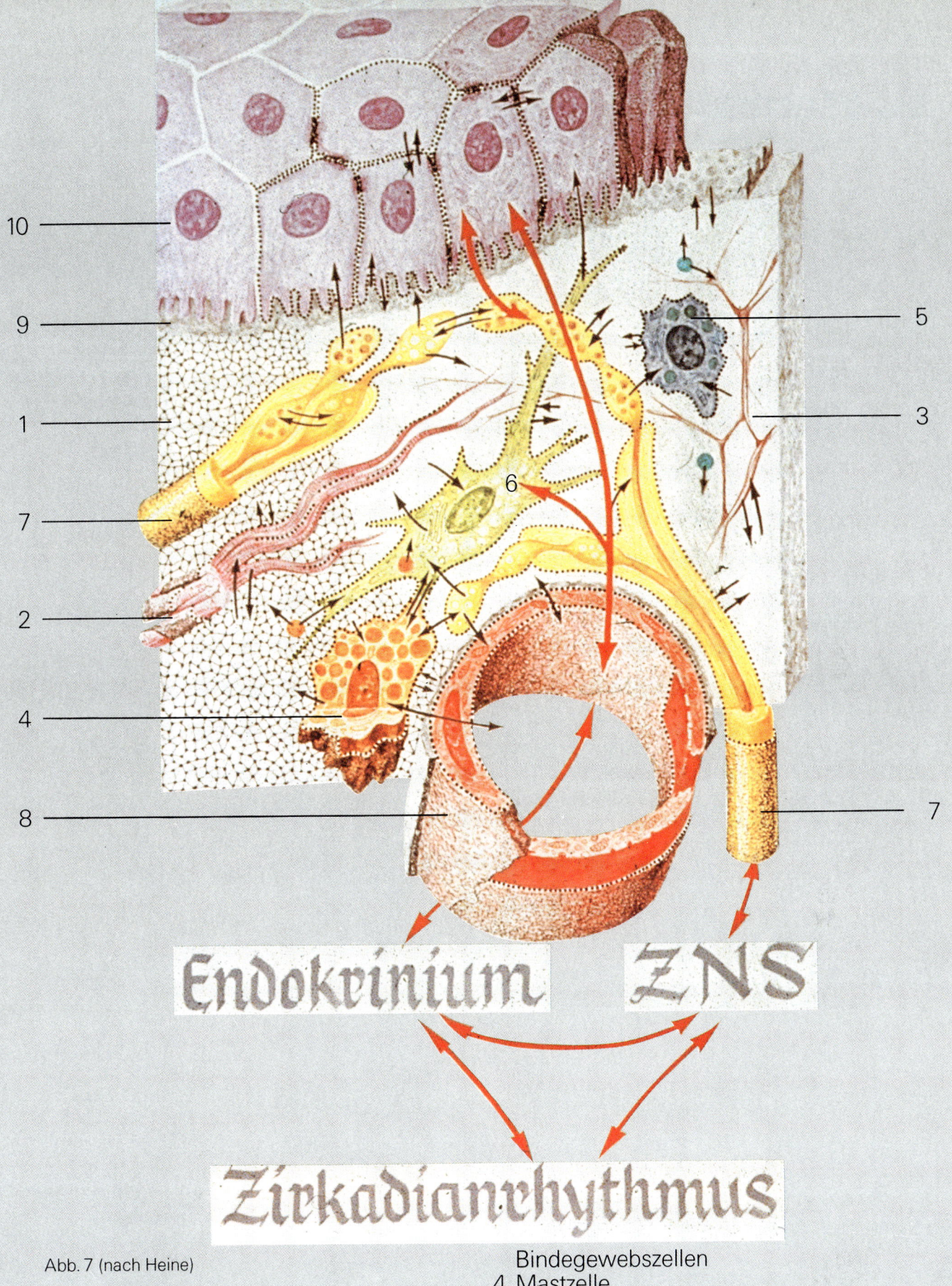

Bindegewebszellen
4 Mastzelle
5 Abwehrzellen
6 Fibrozyt

Grundsubstanz
1 Proteoglykane
 und Strukturglykoproteine
2 Kollagen
3 Elastin

7 vegetative terminale Axone
8 Kapillare
9 Basalmembran
10 Organparenchymzellen

8.3. Schmerzleitung und ihre Unterbrechung

Die Erregungsfortleitung geschieht in allen Nerven grundsätzlich auf die gleiche Weise.

Nervenfasern sind röhrenförmig gebaut. Die Wand der Röhre ist die *Zellmembran*. Sie trennt den *Intrazellulärraum* vom interstitiellen *Extrazellulärraum*.

Zwischen intrazellulärer und extrazellulärer Flüssigkeit besteht in der Ruhe infolge verschiedener ionaler Zusammensetzung ein elektrisches Potential, das sogenannte *Membranpotential*. Es beträgt bei Nerven- und Muskelzellen ca. -80 mV. In der Ruhe ist die Zelle innen negativ und außen positiv (Abb. 8).

Nervöse Erregung (Schmerz) führt mittels Ionentransport zu einer sich entlang dem Nerv fortpflanzenden Änderung des Ruhepotentials. Wir nennen es in diesem Zustand *Aktionspotential*.

Dieses entsteht durch eine Erhöhung der Permeabilität der Zellmembran für Na^+-Ionen, die in das Zellinnere einströmen. In Bruchteilen einer Millisekunde schlägt das Potential von -80 auf etwa $+30$ mV um («Overshoot»). Noch bevor die $+30$ mV erreicht sind, geht die Na^+-Permeabilität wieder zurück, der Na^+-Einstrom versiegt. Dafür steigt die Permeabilität für K^+-Ionen. Von benachbarten Nervenabschnitten strömen Ionen zum erregten Nervenabschnitt, um das Potential auszugleichen. Nach etwa 1,5 msec hat das Membranpotential seinen Ausgangswert wieder erreicht.

Diese *Depolarisation* löst ihrerseits, sobald

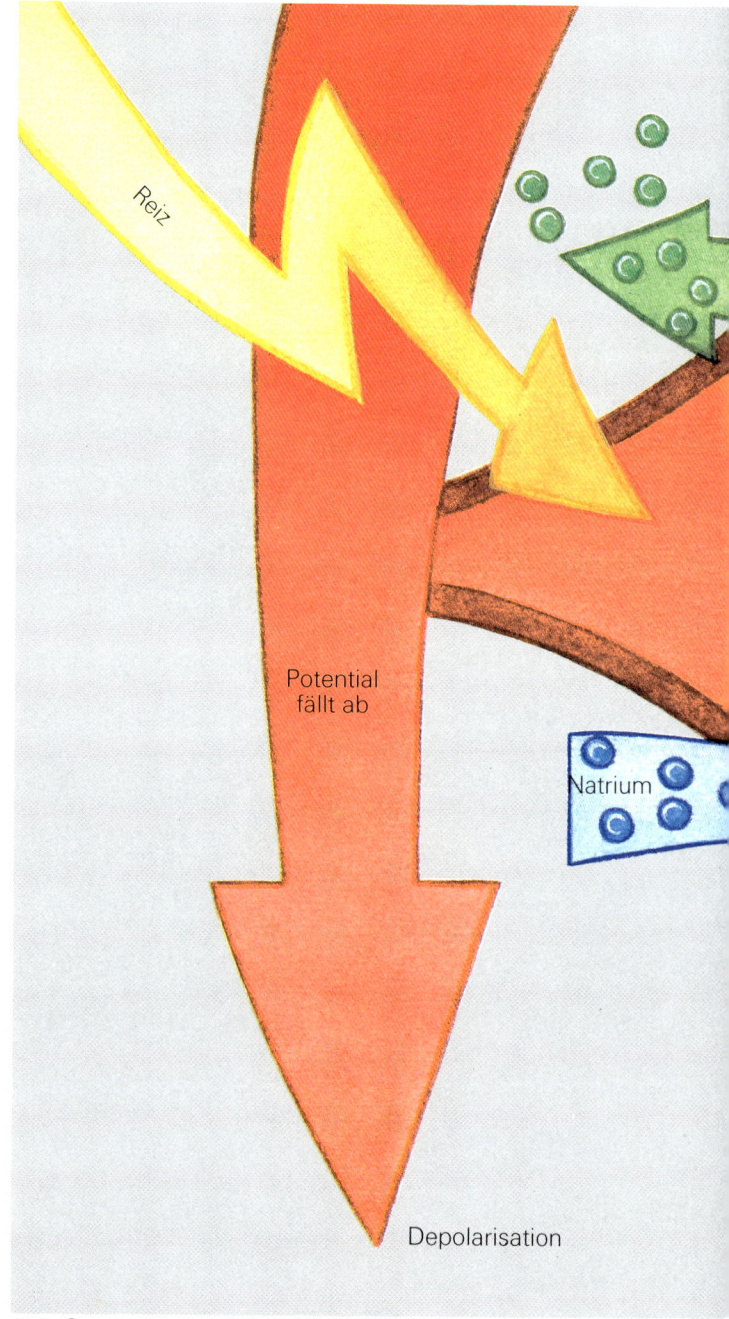

Abb. 8

Zelle

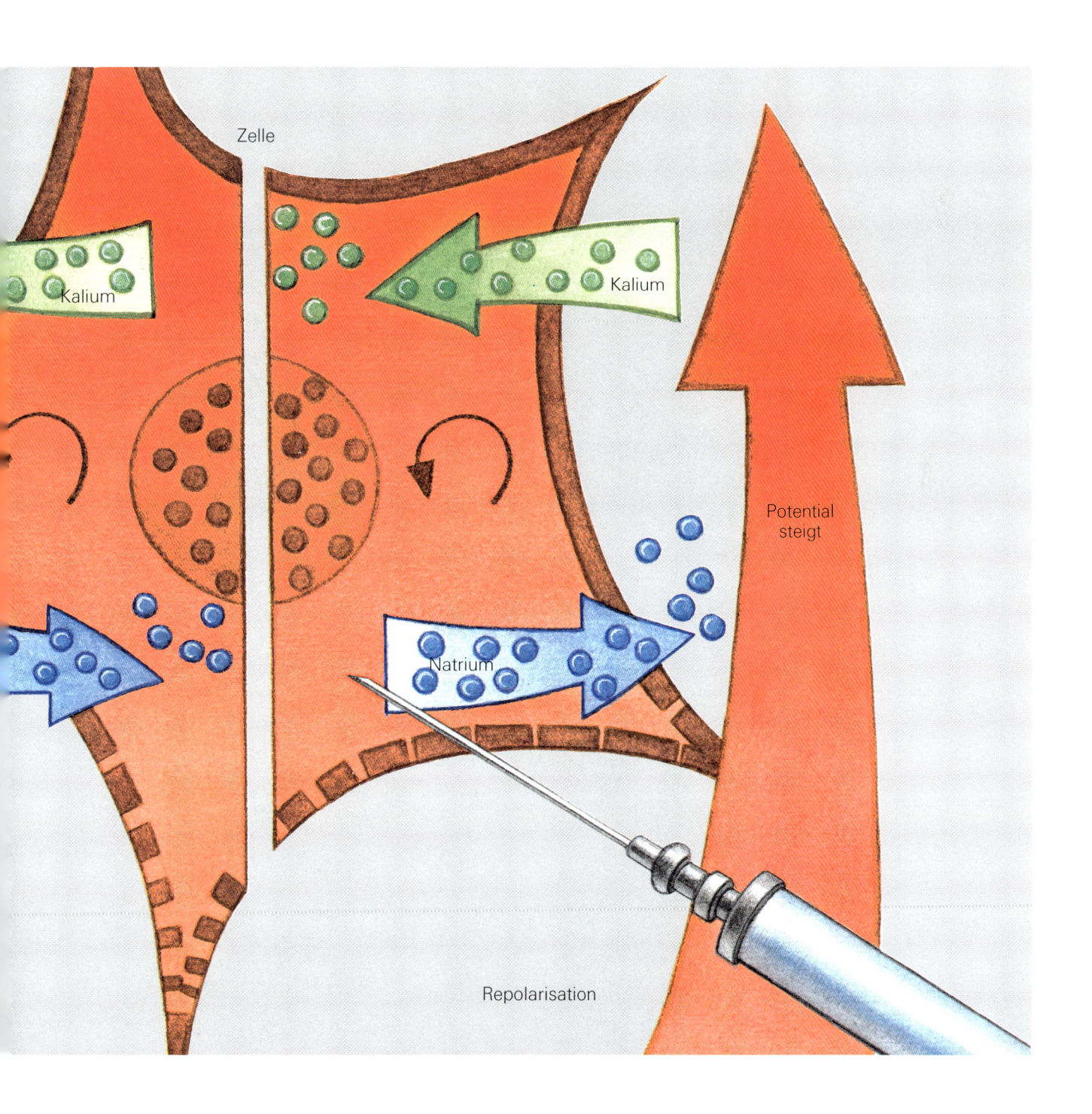

Kalium

Kalium

Potential steigt

Natrium

Repolarisation

sie einen kritischen Schwellenwert überschreitet, eine neuerliche Erhöhung der Na$^+$-Permeabilität aus. In ständigem Wechsel von Aktionspotential und Depolarisation pflanzt sich die Erregung entlang der ganzen Nerven fort.

Nach Fleckenstein ‹wirken Lokalanaesthetika dieser Depolarisation – sowohl im Gewebe wie an sensiblen Nerven – entgegen und blockieren außerdem noch durch Leitungsunterbrechung die zentripetalen Schmerzimpulse› (Abb. 9).

Dies erfolgt an der Zellmembran durch Einbau der Moleküle des Lokalanaesthetikums in die für den Na$^+$-Ionen-Einstrom offenen *Membranporen.*

Dieses schmerzhafte (dauerdepolarisierte) Gewebe hat durch die nun erfolgte Hemmung des Na$^+$-Ionen-Einstromes die Möglichkeit zur Repolarisierung – die Zelle *erholt* sich.

Schließlich ist es im Zusammenhang mit der Schmerzleitung und ihrer Unterbrechung unerläßlich, die ‹Gate-control-Theorie› von Melzack und Wall (Abb. 10) in die Überlegungen zu einem Verständnis der Mechanismen einzubeziehen:

Die afferenten Signale erreichen das Hinterhorn über Fasern verschiedenen Kalibers mit entsprechend verschiedener Leitfähigkeit. Dabei gilt die Regel, daß vegetative Afferenzen und Informationen – Temperatur und Berührung betreffend – über die dünnsten (Aδ-, C-) Fasern mit geringster Leitgeschwindigkeit und die Afferenzen aus dem Bewegungsapparat über die dicksten Kabel (Aα, Aβ) das Hinterhorn erreichen.

Nach Melzack und Wall nehmen alle afferenten Fasern dort Kontakt an den Hinterhorntransmissionszellen, geben aber vorher Kollaterale an Kontrollzellen in der *substantia gelatinosa* ab. Diese Kontrollzelle schaltet auf die Transmissionszelle.

Afferenzen aus dicken Fasern erregen die Kontrollzelle, wodurch die Transmissionszelle gehemmt wird. Afferenzen aus dünnen Fasern hemmen die Kontrollzelle, der Erfolg ist eine Enthemmung der Transmissionszelle. Daraus resultiert ein Kontrollmechanismus für den Hinterhorneingang, denn Überwiegen von vegetativen Temperatur-Berührungs-Informationen enthemmt die Transmissionszellen, alle Signale werden aufgenommen und an die verarbeitenden Systeme weitergeleitet. Hingegen werden bei Überwiegen von Afferenzen aus dem Bewegungssystem die Transmissionszellen gehemmt und der Hinterhorneingang gedrosselt, so daß ein Teil der Signale ausgefiltert wird und die verarbeitenden Systeme so entlastet werden. Die Summe der Informationen sinkt unter die Reizschwelle – es erfolgt keine Weiterleitung zum Cortex.

Um nun möglichst viele dünne Fasern zu anästhesieren und somit eine Reizüberflutung zu verhindern, bietet sich die Haut und vor allem das an solchen sehr reiche Periost an.

Schema
der peripheren
Schmerzentstehung
und der 3fachen
Wirkung von
Lokalanaesthetika
(nach Fleckenstein)
Abb. 9

Schmerzreiz

Strukturschädigung
Asphyxie
Oxydationshemmung

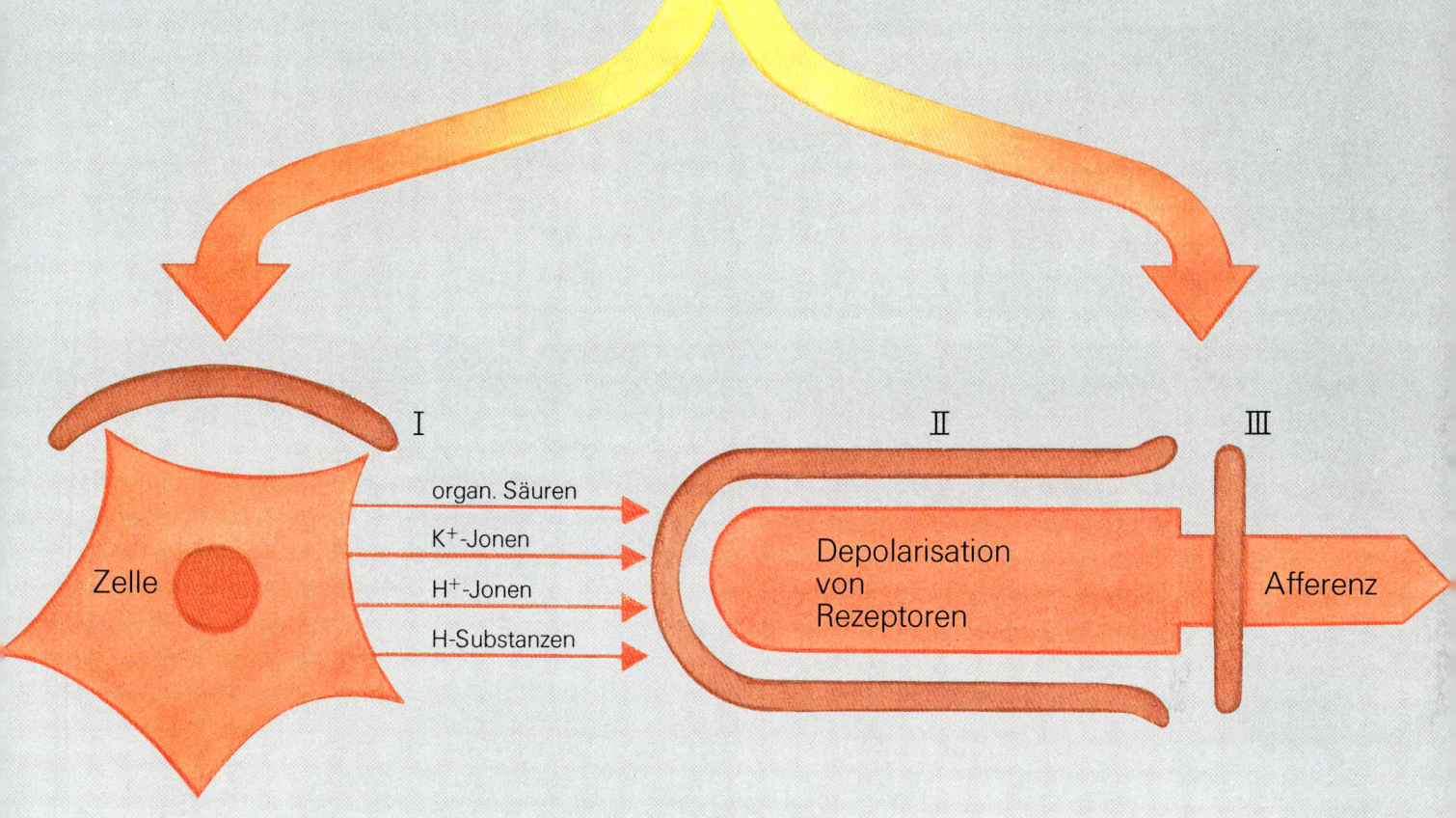

I — Zelle

organ. Säuren
K⁺-Jonen
H⁺-Jonen
H-Substanzen

II — Depolarisation von Rezeptoren

III — Afferenz

I = protektiver Effekt auf die Zellmembran
(Abgabe von Mediatoren verhindert)

II = Verhinderung der Depolarisation
sensibler Nervenendigungen

III = Leitungsunterbrechung
in sensiblen Nerven

Die ‹Gate-control-Theorie›
nach Melzack und Wall

Zentrale Kontrolle

di
Aα
Aβ

sg

Transmissions-Zelle

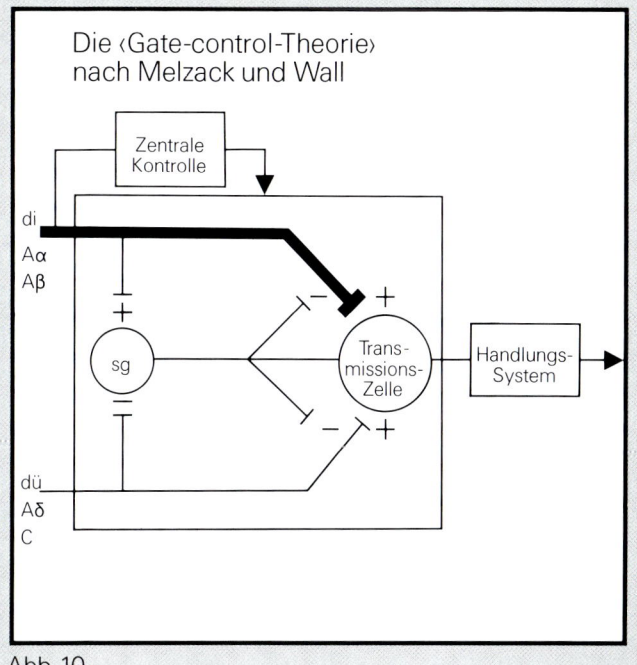

Handlungs-System

dü
Aδ
C

Abb. 10

8.4. Segmenttherapie

Zum besseren Verständnis wird im folgenden auf die Segmenttherapie und die Störfeldtherapie näher eingegangen.

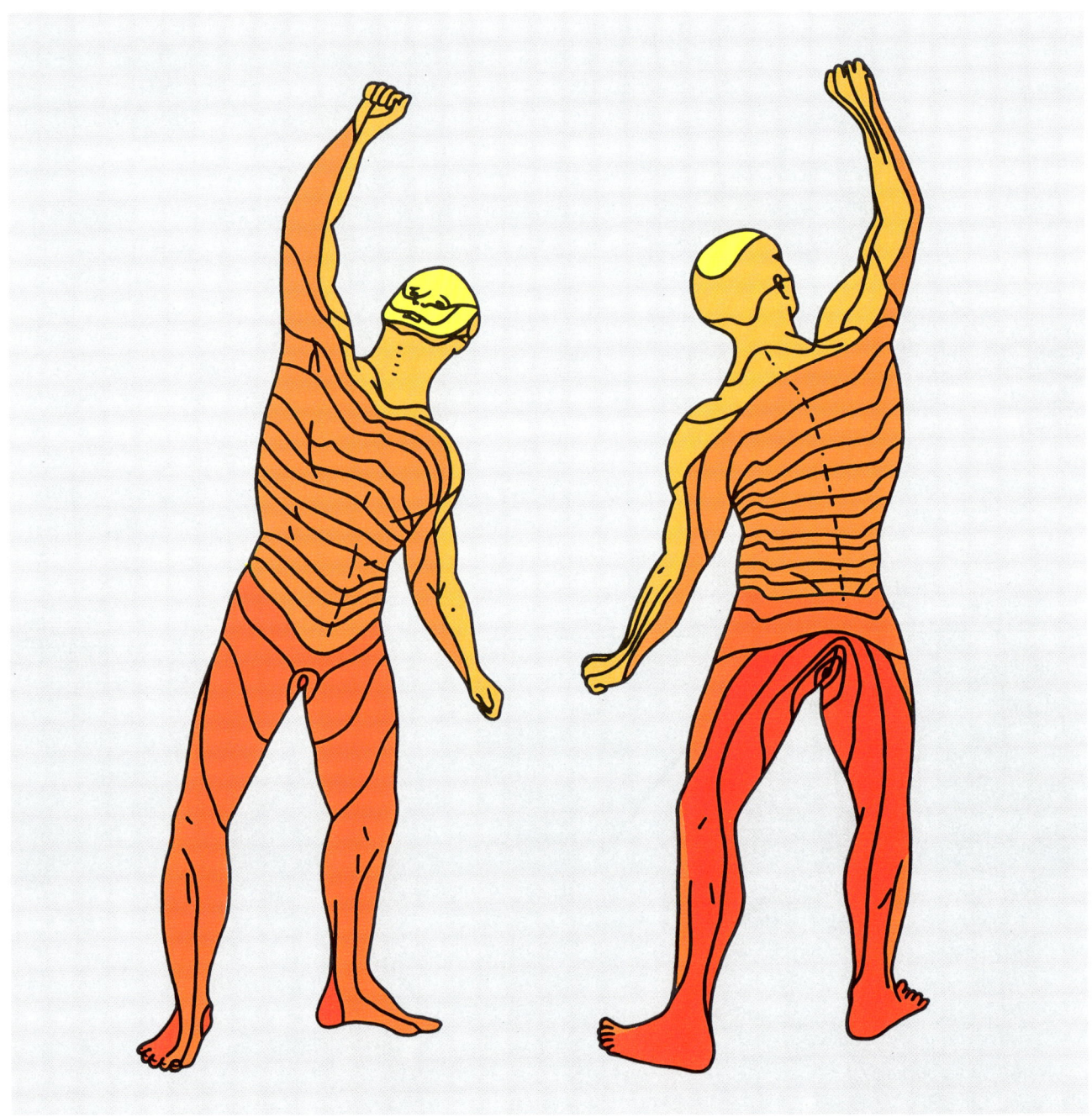

Abb. 11

Wir bezeichnen als *Segment* alle Einzugsgebiete eines einzelnen Spinalnervs.

Entsprechend den Nervenaustrittsstellen finden wir beim zerebrospinalen Nervensystem insgesamt 30 Segmente (Abb. 11) und zwar:

  8 Zervikalsegmente   C 1–8
12 Thorakalsegmente Th 1–12
  5 Lumbalsegmente   L 1–5
  5 Sakralsegmente   S 1–5

Alle einem Nerv zugehörigen Teile eines Segmentes reagieren reflektorisch auf alle Vorgänge innerhalb des Segmentes.

Es sei an dieser Stelle darauf hingewiesen, daß es verschiedene Auffassungen bestimmter Segmente gibt (z.B. von Richter, Hansen/ Schliack, Müller und Spatz, Elze, Kibler u.a.). Aufgrund der unterschiedlichen Metamerie von Dermatomen, Myotomen und Sklerotomen sowie der individuell variierenden Segmentgrenzen ist es nahezu unmöglich, ein allgemein gültiges Segmentschema zu erstellen.

Reizimpulse verlaufen z.B. auf dem *kutiviszeralen Reflexweg* (Abb. 12)
von der Peripherie über das Rückenmark zum segmentzugehörigen Organ oder umgekehrt
oder
auf dem *viszero-viszeralen Reflexweg*
von einem Organ über das Rückenmark zu einem anderen segmentzugehörigen Organ.

Erkrankungen innerer Organe führen im Bereich der sogenannten Head'schen Zonen

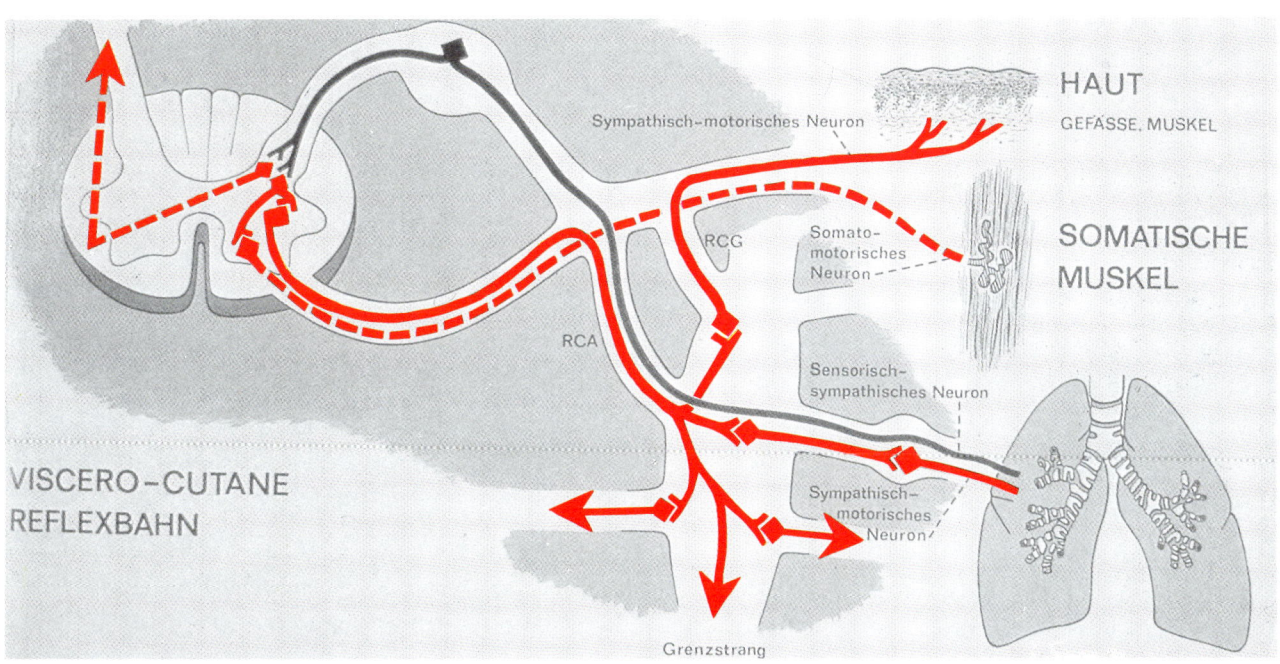

Abb. 12

zu Turgorveränderungen der Cutis und Subcutis, deren Palpation diagnostische Hinweise liefert.

Bezugnehmend auf den Reichtum von Haut und Periost an dünnen Fasern (siehe S. 26) propagiert Bergsmann den intensiven Einsatz von Quaddeln und präperiostalen Depots mit Xyloneural in der Segmenttherapie.

Maximalpunkte (Trigger points)
Nur sehr selten tritt bei Erkrankung innerhalb eines Segmentes eine gürtelförmige Hyperalgie auf. Oft lassen sich innerhalb der Head'schen Zone nur einzelne hyperalgetische Stellen, die sogenannten Maximalpunkte, finden, welche sehr oft mit aus der Akupunktur bekannten Punkten korrelieren.

Die Lokalisation dieser Punkte ist von diagnostischer Bedeutung, so weist ein hyperalgetischer Maximalpunkt C4 rechts auf eine Erkrankung der Gallenblase oder der Leber hin (Abb. 13).

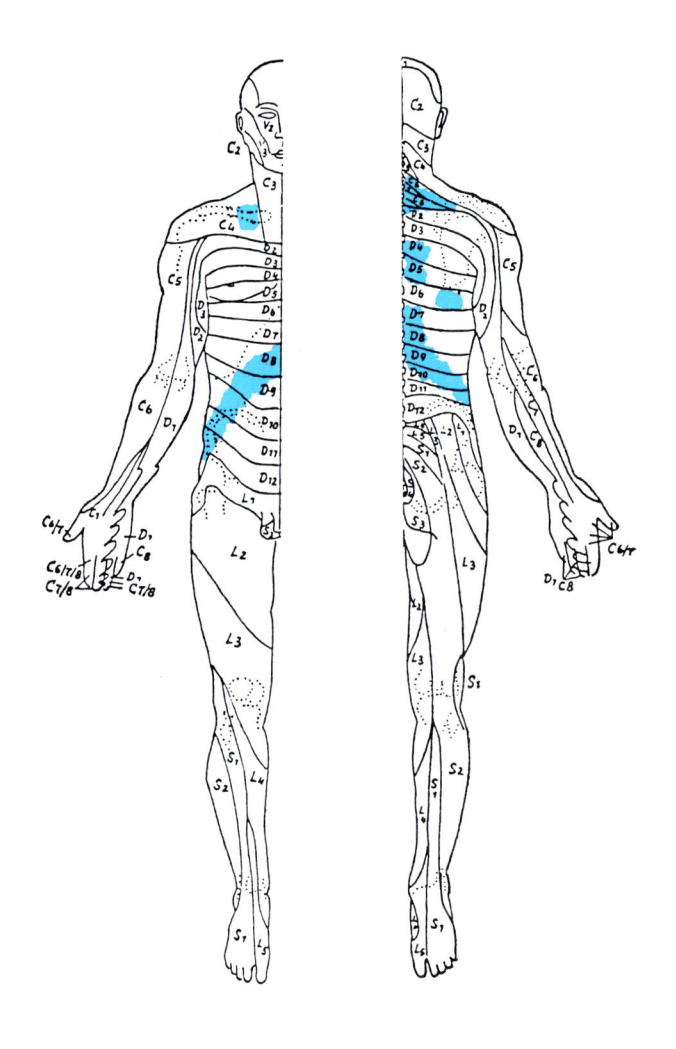

Abb. 13 (nach Kibler)

8.5. Störfeldbehandlung

Ein Störfeld ist – im Sinne der Neuraltherapie – eine subchronische, oligosymptomatische Entzündung, die eine permanente Reizquelle darstellt.

Das Störfeld – etwa chronische Tonsillitiden, Narben, Otitiden – labilisiert das vegetative Regelsystem und schafft damit die Voraussetzung, daß pathologische, aber auch banale Reize überschießend beantwortet werden.

Man spricht vom sogenannten ‹Zweitschlaggeschehen› (Speranski). So können z. B. Luftzug, Mikrotraumen, Überanstrengung, Diätfehler oder ähnliches die ursprünglich unterschwelligen Reize des Störfeldes manifest machen.

In der Folge führen pathogene Rück-Koppelungsvorgänge zu selbstperpetuierenden Schmerzen und Funktionsstörungen (Abb. 14, 15).

Der Zweitschlag ist also Auslöser der Symptomatik, auch wenn er selbst nicht pathogenes Ausmaß besitzt, da er auf ein durch das Störfeld bereits labilisiertes Regelsystem trifft. Typisches Beispiel ist der Torticollis nach unspürbarem Luftzug bei vorangegangener Labilisierung durch eine chronische Tonsillitis.

Die Lokalisierung der Beschwerden ist weitgehend vom Angriffspunkt des Zweitschlages abhängig. Kombinationen mehrerer Zweitschläge sind häufig.

Störfeldverdächtig sind alte, narbig abge-

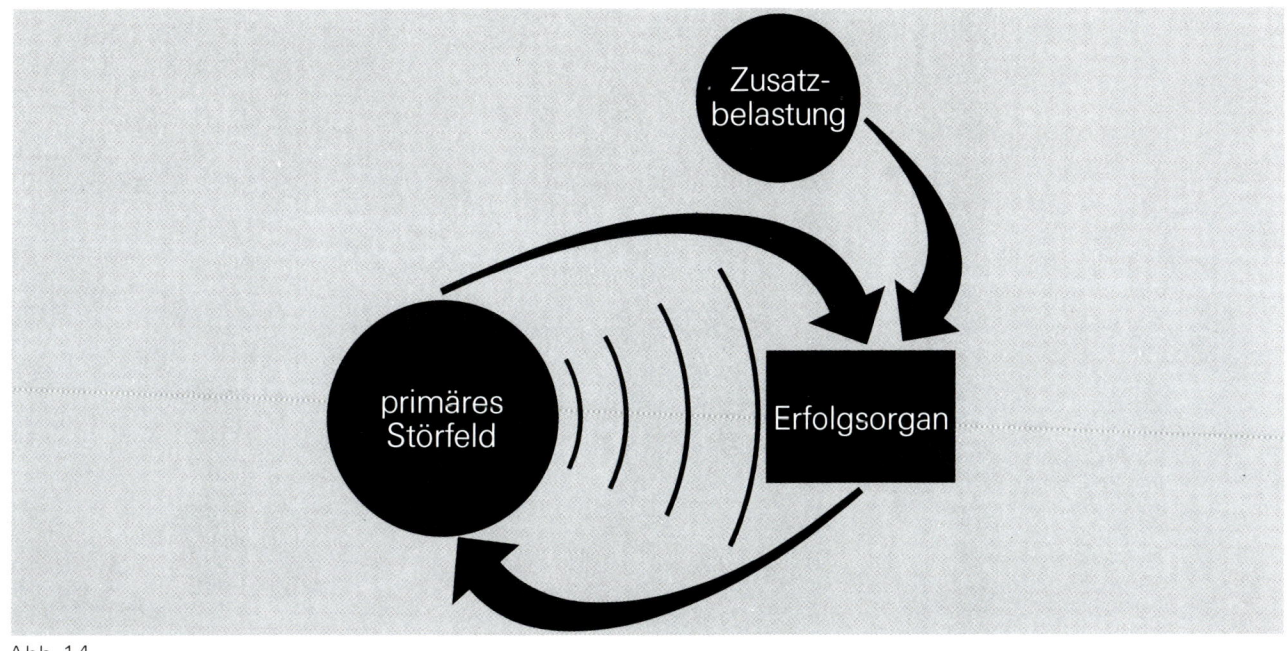

Abb. 14

heilte Wunden, insbesondere eingezogene verhärtete Operationsnarben (Tonsillektomienarben!) sowie Kallusbildung nach Knochenbrüchen.

Doch auch Organsysteme wie die Tonsillen (sehr häufig!), Zähne, der gynäkologische bzw. andrologische Raum sowie das Intestinum stellen oft ein Störfeld dar!

Die Verstärkung der Schmerzsymptomatik nach neuraltherapeutischer Behandlung oder das Auftreten von Schmerzen an anderen Lokalisationen (nach Abschwächung am vorher imponierenden locus dolendi) läßt mit großer Wahrscheinlichkeit den Schluß auf ein Störfeldgeschehen zu.

Die therapeutische Umflutung des Störfeldes mit Xyloneural normalisiert die kybernetischen Regelvorgänge. Dadurch werden banale Zusatzreize nicht mehr überschießend beantwortet und verlieren ihre Pathogenität. Schmerzen und Beschwerden werden gemildert bzw. aufgehoben.

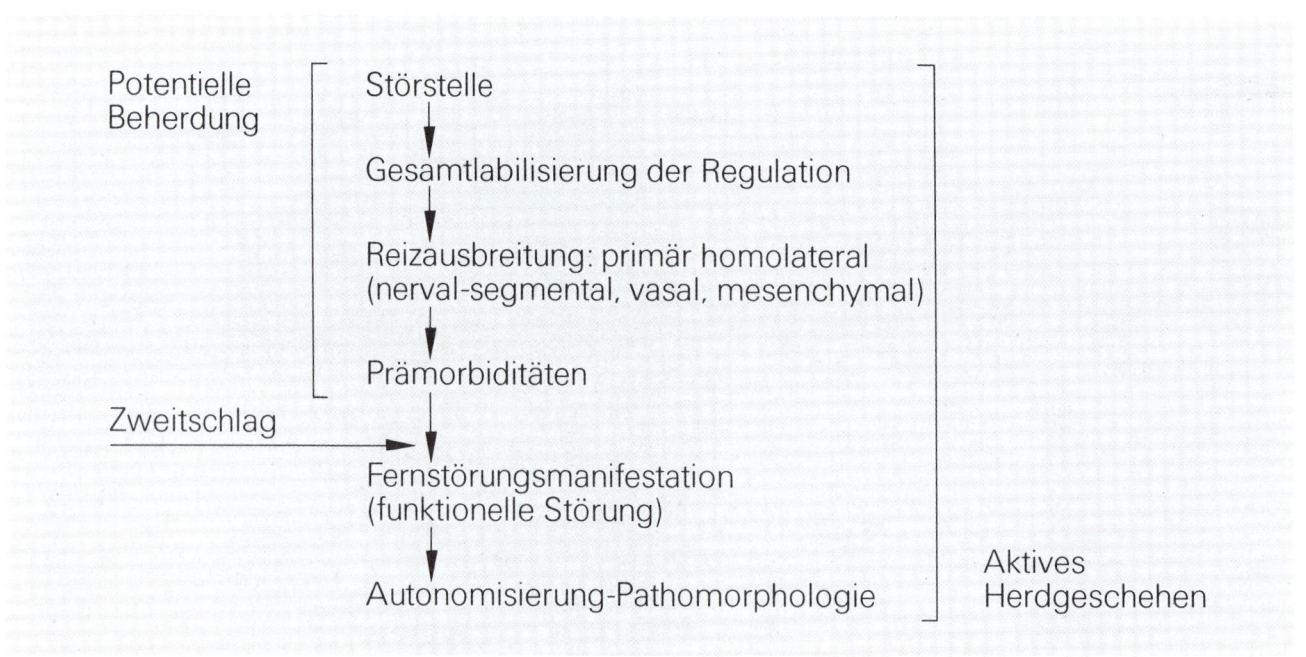

```
Potentielle          Störstelle
Beherdung                │
                         ▼
              Gesamtlabilisierung der Regulation
                         │
                         ▼
              Reizausbreitung: primär homolateral
              (nerval-segmental, vasal, mesenchymal)
                         │
                         ▼
              Prämorbiditäten
                         │
Zweitschlag ─────────────▼
              Fernstörungsmanifestation              Aktives
              (funktionelle Störung)                 Herdgeschehen
                         │
                         ▼
              Autonomisierung-Pathomorphologie
```

Abb. 15

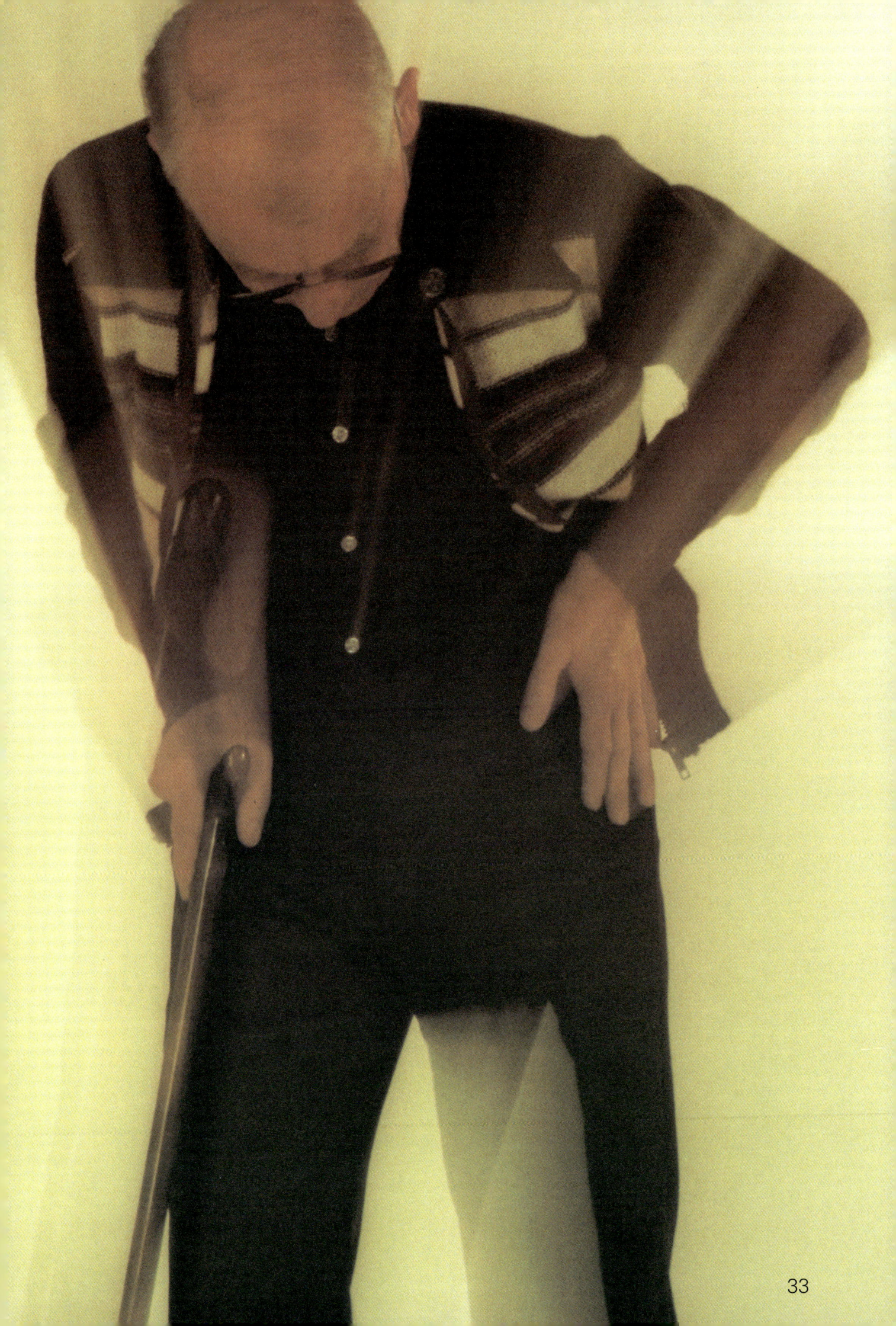

Injektionstechnik, Indikationen und Therapievorschläge

Inhaltsverzeichnis 2. Teil

1.	Einführung in die Injektionstechnik der Xyloneural-Therapie	36
2.	Indikationen und Therapievorschläge	39
2.1.	Erkrankungen der Wirbelsäule	40
2.1.1.	HWS-Syndrom, Zervikalsyndrom	40
2.1.2.	Lumbalgie, Lumbalsyndrom, Lumbago	44
2.1.3.	Ischialgie, Ischias	52
2.2.	Erkrankungen der Extremitäten	58
2.2.1.	Schulter-Arm-Syndrom	58
2.2.2.	Das schmerzhafte Ellbogengelenk	68
2.2.3.	Das schmerzhafte Hüftgelenk	72
2.2.4.	Das schmerzhafte Kniegelenk	76
2.3.	Beschwerden im Kopfbereich	82
2.3.1.	Kopfschmerzen, Migräne	82
2.3.2.	Tinnitus aurium	90
2.4.	Behandlung des ‹Störfeldes›	96
2.4.1.	Zähne	96
2.4.2.	Tonsillen	98
2.4.3.	Narben	102
	Präparatbeschreibung	104
	Quellenverzeichnis und weiterführende Literatur	105

1. Einführung in die Injektionstechnik der Xyloneural®-Therapie

Von größter Bedeutung ist vorderhand die auf einer sorgfältig erhobenen Anamnese und durchgeführten Untersuchung gestellte Diagnose.
So ist es speziell im Gelenksbereich wichtig, abzuklären, ob die vom Patienten geschilderte Schmerzsymptomatik wirklich arthrogenen Ursprungs ist oder es sich wie in den meisten Fällen um Insertionstendopathien der in der Umgebung entspringenden bzw. ansetzenden Muskeln handelt.
Außerdem ist abzuklären, ob es sich nicht bei dem vorliegenden ‹Locus dolendi› um einen Ausstrahlungsschmerz – ein pseudoradikuläres Syndrom – handelt.

Als therapietechnische Substrate unterscheiden wir die Intrakutan-Quaddel, die Infiltration und die Injektion.

Die Hautquaddel
Um eine intrakutane Quaddel zu erzielen, wird die Nadel (Länge 20 mm) nahezu parallel zur Hautoberfläche eingestochen, wobei darauf zu achten ist, daß die Kanülenöffnung nach oben sieht! (Abb. 16)

Man deponiert nun 0,2–0,4 ml Xyloneural, bis eine blaß-weißliche Schwellung – ähnlich einem Insektenstich – entsteht (Abb. 17).

Die Therapie reicht von einer einmaligen Quaddelung (z.B. bei Quaddelung des Locus dolendi) bis zu einer bis mehreren Quaddelreihen – Effekt z.B. durch direkt repolarisierende Wirkung auf die freien Nervenendigungen.

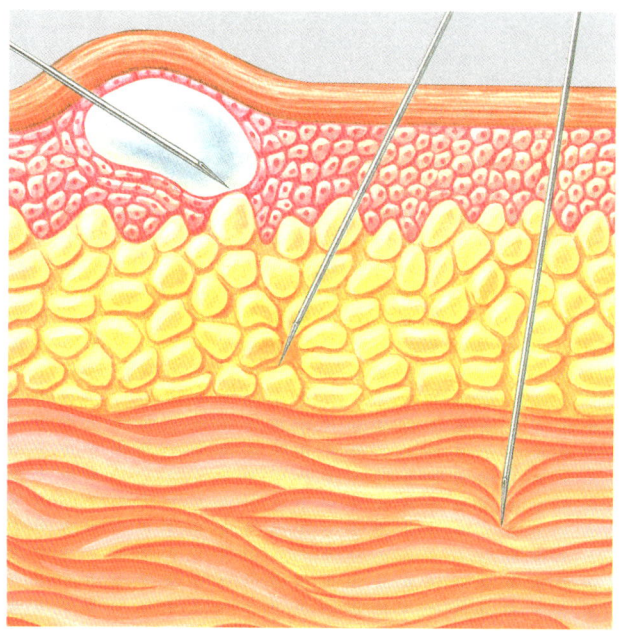

Abb. 16

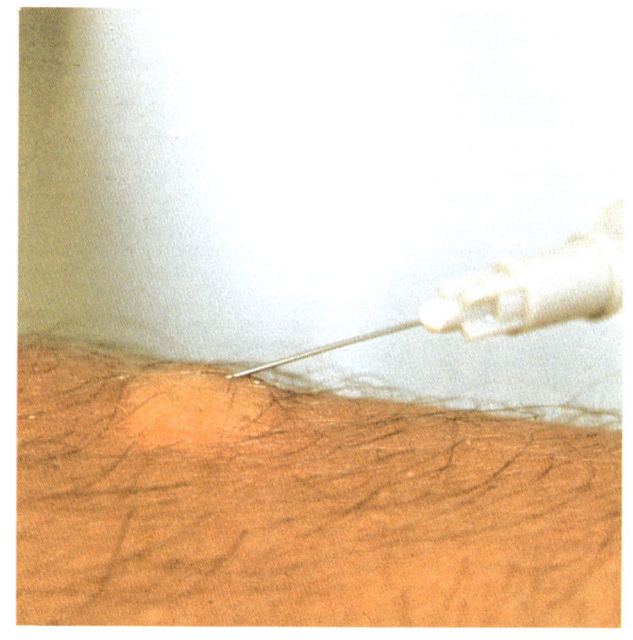

Abb. 17

Die Infiltration:

a) **Die subkutane und die submuköse Infiltration.**
Der Einstich erfolgt in das Unterhautzellgewebe. Dadurch werden zahlreiche in der Subcutis verlaufende terminale und sensible Leitungsbahnen für Haut, subkutanes Gewebe und subfasziale Regionen beeinflußt. Für die submuköse Infiltration gilt das für die subkutane Infiltration Gesagte. Für beide Infiltrationsarten kommen 0,5 – 1,0 – 5,0 ml Xyloneural zur Anwendung (Abb. 16).

b) **Die Tiefeninfiltration.**
Diese kann präperiostal, periartikulär, perineural, perivasal (0,5 – 1,0 – 5,0 ml Xyloneural) sowie intramuskulär (1,0 – 5,0 – 10,0 ml) Xyloneural erfolgen. Insbesondere für die Tiefeninfiltration sei auf entsprechende anatomische Orientierung sowie nochmals auf die lege-artis durchgeführte Aspiration (siehe oben) hingewiesen! Eine möglichst dünne (aber feste) Kanüle wird zügig bis in das Behandlungsgebiet vorgeschoben, wobei unter ständig leichtem Stempeldruck ‹Minimalinjektionen› vorgespritzt werden; das Zielgebiet wird mit der entsprechenden Menge Xyloneural infiltriert (Abb. 16).

**An dieser Stelle sei besonders auf den Aspirationstest hingewiesen!
Mehrmaliges Ansaugen mit Drehung der Nadel um 180° verhindert unbeabsichtigte intravasale Injektionen (Abb. 18)!**

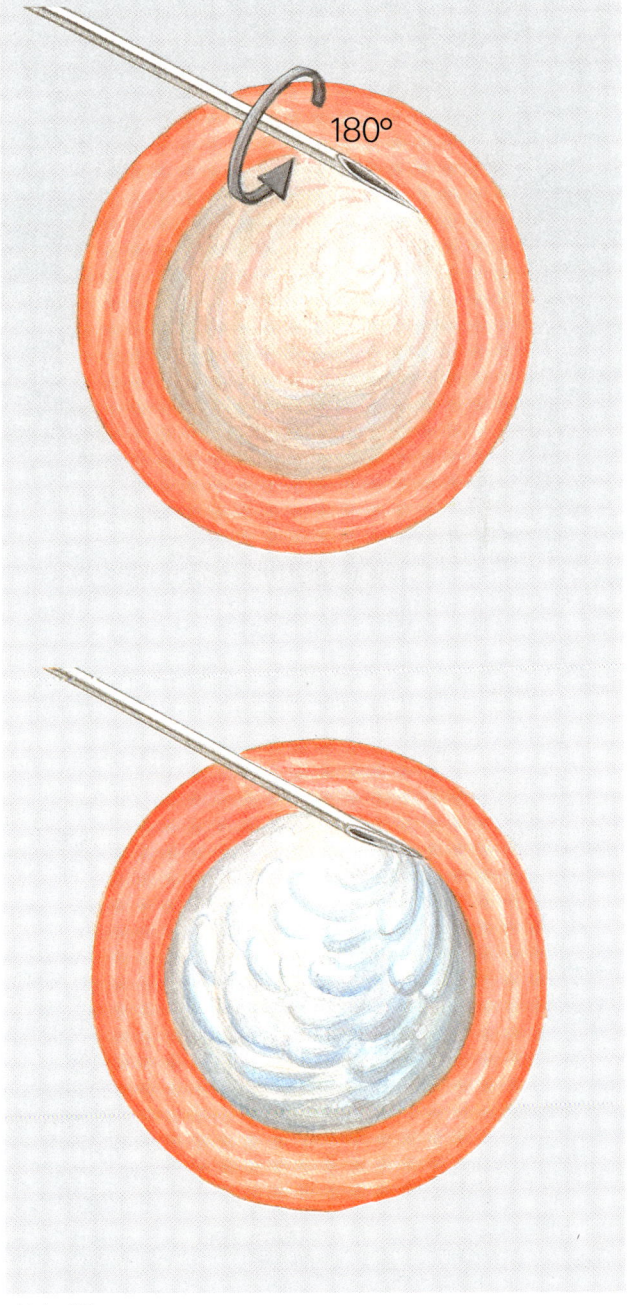

Abb. 18

Die Injektion:
Injiziert wird z.B. intraartikulär (0,5 – 1,0 – 2,0 ml Xyloneural), wobei diese Applikationsart unter streng sterilen Kautelen durchgeführt und dem Spezialisten überlassen werden soll.

Chronische Gelenkschmerzen ohne Erguß sind keine Indikation für intraartikuläre Injektionen!

Allgemein soll eine Höchstdosis von 20 ml Xyloneural (entspricht 200 mg Lidocainhydrochlorid) pro Behandlung nicht überschritten werden (bezogen auf ein durchschnittliches Körpergewicht von 70 kg).

Die Nadellänge hängt von der jeweiligen Indikation und der Konstitution des Patienten ab.

Die Behandlung mit Xyloneural ist nicht kurmäßig durchzuführen. Nach der ersten Behandlung empfiehlt es sich, den Patienten nach 2–3 Tagen zur Kontrolluntersuchung zu bestellen und weitere Behandlungstermine nach dem jeweils bestehenden Beschwerdebild auszurichten.

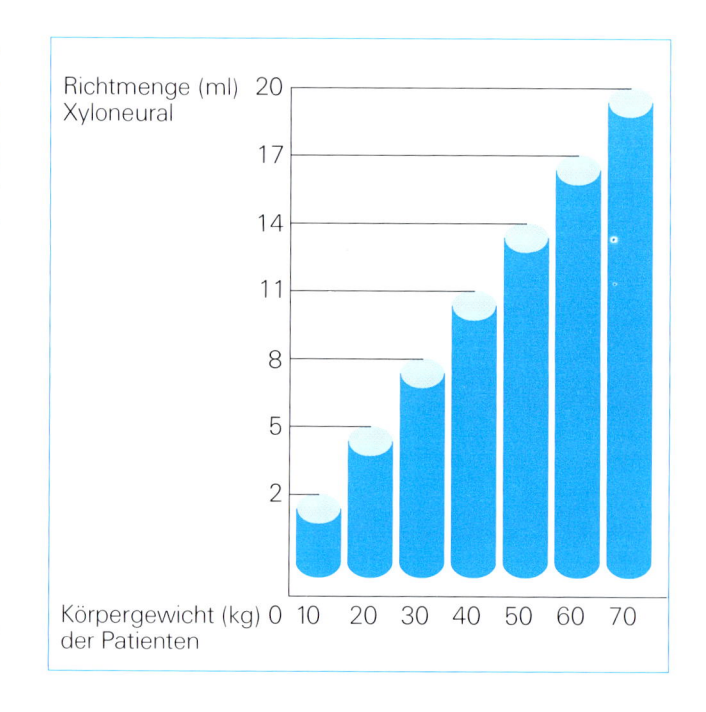

Zur Dosierung bei Kindern oder leichtgewichtigen Patienten gelten folgende Richtwerte:

2. Indikationen und Therapievorschläge

2.1. Erkrankungen der Wirbelsäule
2.1.1. HWS-Syndrom, Zervikalsyndrom
2.1.2. Lumbalgie, Lumbalsyndrom, Lumbago
2.1.3. Ischialgie, Ischias

2.2. Erkrankungen der Extremitäten
2.2.1. Schulter-Arm-Syndrom
2.2.2. Das schmerzhafte Ellbogengelenk
2.2.3. Das schmerzhafte Hüftgelenk
2.2.4. Das schmerzhafte Kniegelenk

2.3. Beschwerden im Kopfbereich
2.3.1. Kopfschmerzen, Migräne
2.3.2. Tinnitus aurium

2.4. Behandlung des ‹Störfeldes›
2.4.1. Zähne
2.4.2. Tonsillen
2.4.3. Narben

Vorausschickend sei noch erwähnt, daß die in dieser ‹Einführung› angeführten Injektionstechniken jeweils nur einen Querschnitt durch die Fülle der neuraltherapeutischen Möglichkeiten und Techniken bieten, welche von verschiedenen Autoren im Detail beschrieben werden.

Alle Mengenangaben beziehen sich auf das Neuraltherapeutikum Xyloneural.

2.1. Erkrankungen der Wirbelsäule

2.1.1. HWS-Syndrom, Zervikalsyndrom

Der Symptomatik des HWS-Syndroms liegen in der Regel mehrere pathologische Veränderungen zugrunde (Veränderungen an Gelenken, Muskeln, Geweben, Fernstörungen aus anderen Regionen usw.). Die Neuraltherapie hat in diesem Fall eine ausgezeichnete Wirkung. Bis 87% der Patienten weisen eine Besserung auf (Schnitker, 1984, 1985).

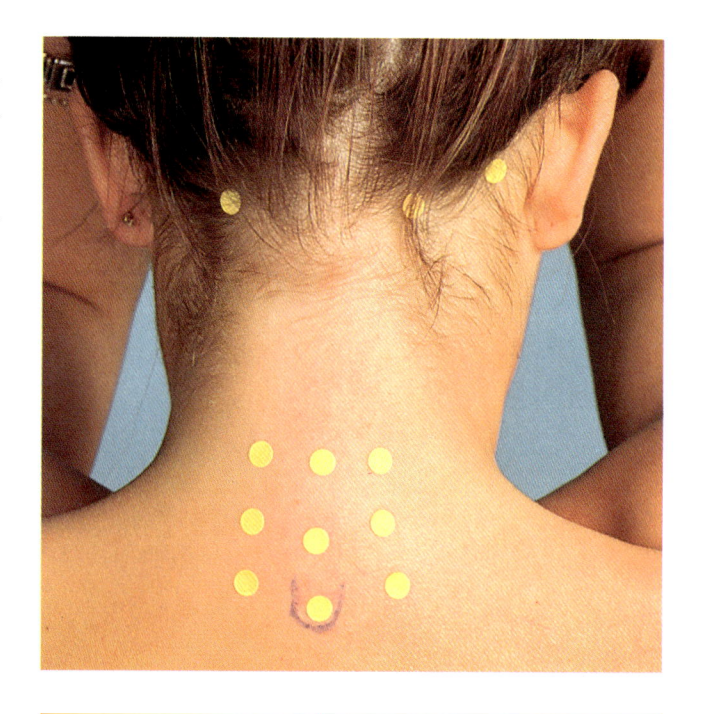

Diagnostik:
Speziell am Beispiel der HWS-Symptomatik sei auf die Bedeutung der Prüfung auf aktive und passive Beweglichkeit, Isometrie sowie der palpatorischen Untersuchung hingewiesen, da der Ursprungsort des Schmerzkomplexes und damit der therapeutische Ansatzpunkt bei Nacken-Schulter-Arm-Schmerzen oft nicht sehr leicht aufzufinden ist.

HWS-Syndrom	Symptomatik
● das obere	Nackenschmerzen Hinterkopfschmerzen und Migraine cervicale
● das mittlere	Schulterschmerzen
● das untere	Brachialgien, geschwollene Hände, Verspannungen im Nacken- und Schulterbereich

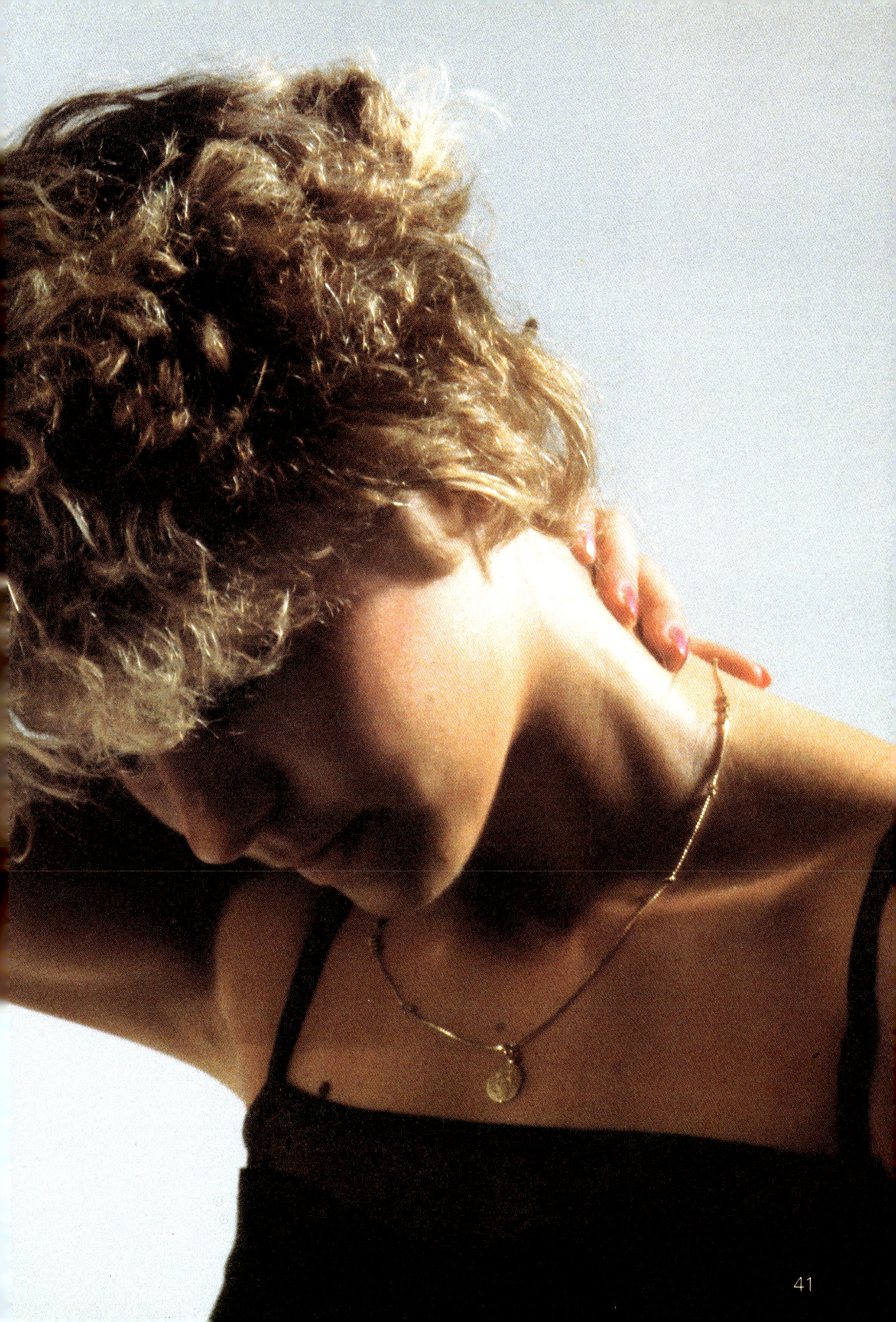

Injektionstechnik:
- Quaddeln über der verspannten Muskulatur

Nadel Nr. 0,4 x 20
Menge: 0,2–0,4 ml pro Quaddel
Einstichstelle: über der verspannten Muskulatur (4–6 Quaddeln) – ca. 1½ Querfinger paravertebral (Abb. 19).

Als sehr wirkungsvoll erweisen sich auch Quaddelungen über den Processus spinosi.

- Tiefe Infiltration
Nadel Nr. 0,6 x 60
Menge: 0,3–0,5 ml
Einstichstelle: durch die Quaddel in die verspannte paravertebrale Muskulatur
Einstichsrichtung: von kraniodorsal in leicht kaudoventraler Richtung
Einstichstiefe: 3–4 cm, sowie zusätzl. Infiltration im Winkel-Okziput-Mastoid (durch den Ansatz des Musculus sternocleidomastoideus sowie des Musculus splenius capitis) und im Winkel Okziput-Musculus erector spinae (durch Ansatz des Musculus trapezius und den darunterliegenden Musculus rectus capitis) – Abb. 19.
Cave vegetative Kippreaktionen!
Zusätzlich zu diesen Standardbehandlungsmethoden sei noch erwähnt, daß mit dem oberen HWS-Syndrom oft Ausstrahlungen in Mastoid-, Supraorbital- und Infraorbitalgegend vergesellschaftet sind, weshalb sich Quaddelungen auch an diesen Stellen als nützlich erweisen.

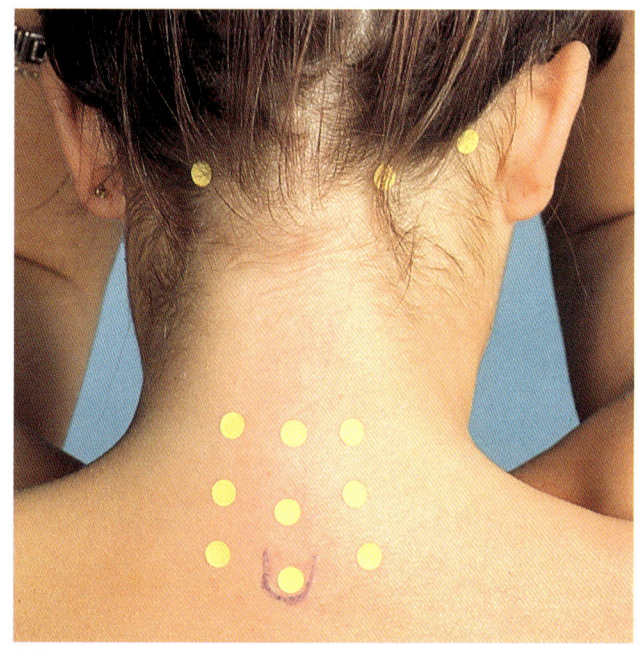

Abb. 19

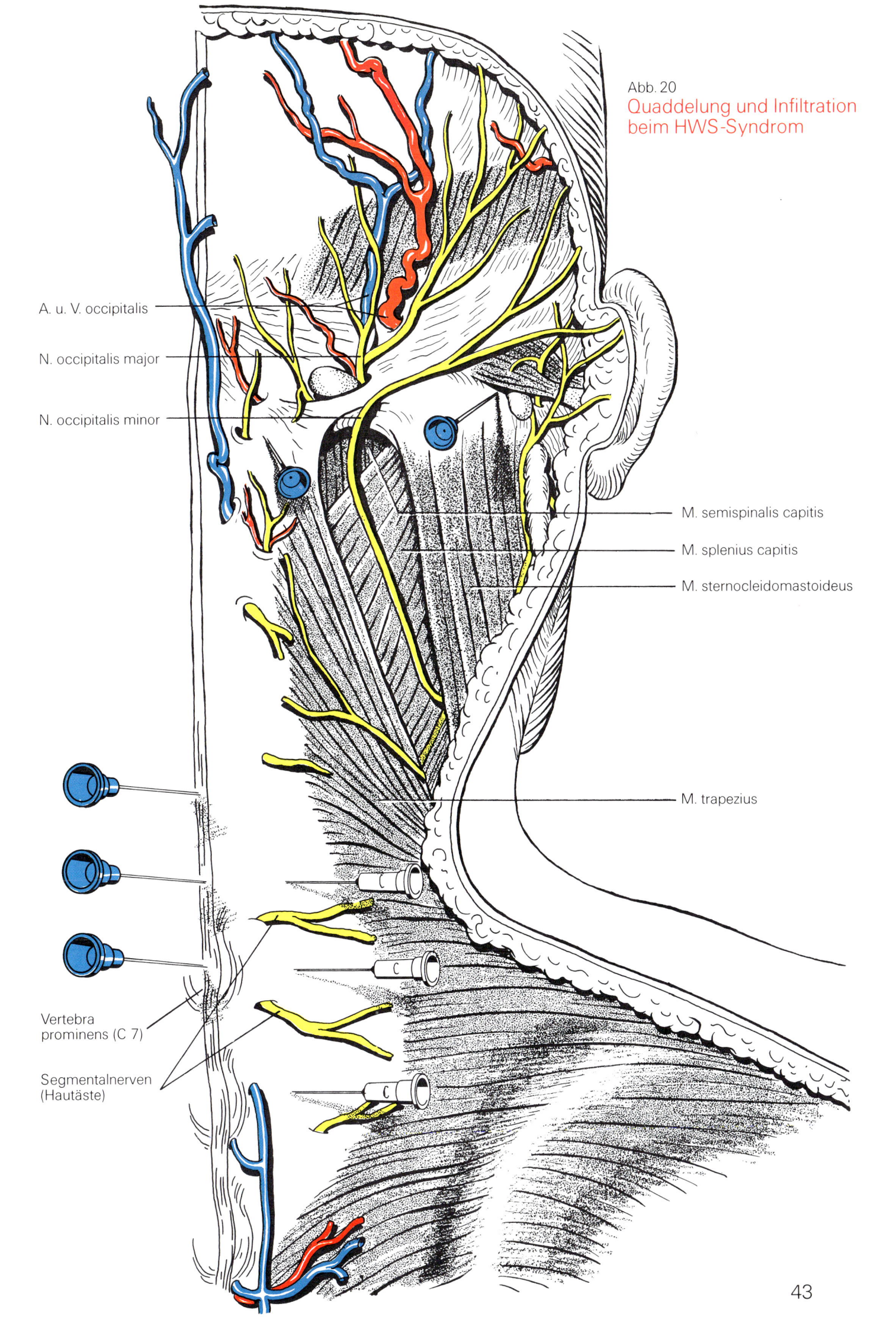

Abb. 20
Quaddelung und Infiltration beim HWS-Syndrom

- A. u. V. occipitalis
- N. occipitalis major
- N. occipitalis minor
- M. semispinalis capitis
- M. splenius capitis
- M. sternocleidomastoideus
- M. trapezius
- Vertebra prominens (C 7)
- Segmentalnerven (Hautäste)

2.1.2. Lumbalgie, Lumbalsyndrom, Lumbago

Sehr oft handelt es sich beim sogenannten Hexenschuß (Lumbago) um eine Myalgie der Lumbalgegend, oft aber auch um eine Reizung der austretenden Segmentnerven. Die Ursache für letztere ist zumeist eine Bandscheibenprotrusion in sagittaler Richtung zum hinteren Längsband. Die Lendenmuskulatur ist schmerzhaft verspannt, die Beweglichkeit der LWS ist stark begrenzt, die Dornfortsätze sind klopfempfindlich. Der Schmerz strahlt nicht in die Beine aus! Charakteristisch ist der Federungsschmerz in Bauchlage.

Im einzelnen unterscheidet man die akute Lumbalgie-Lumbago (Schmerzverstärkung bei Husten oder Niesen), chronische Lumbalgie, Lumboischialgie, Kokzygodynie, Alterationen der Sakroiliakalgelenke sowie postischialgische Durchblutungsstörungen nach Reischauer (werden nicht im Detail besprochen, genauere diagnostische Abklärung siehe Fachliteratur).

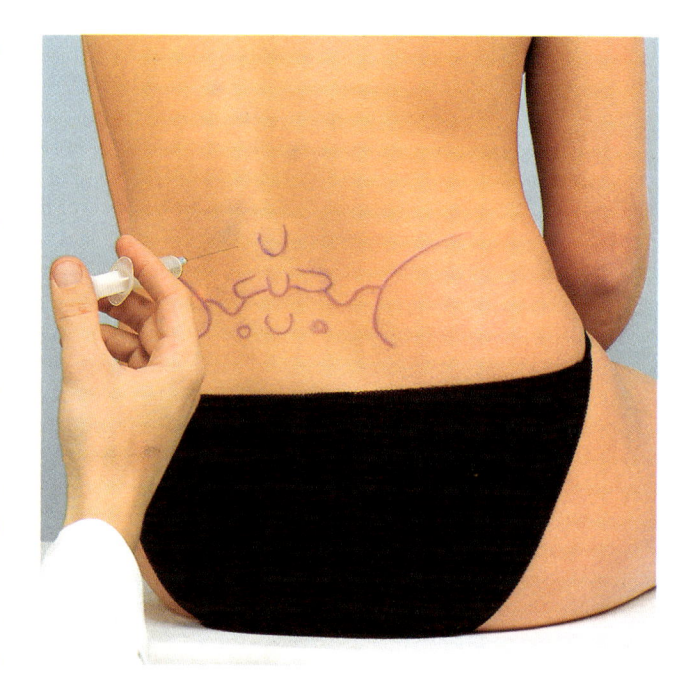

Diagnostik:
Die Diagnose wird aufgrund der Anamnese und der oben erwähnten Symptomatik festgestellt.

Injektionstechnik:
- Quaddeln über dem Kreuzbein
  Allein 6 Quaddeln können mitunter eine Lumbalgie bessern
  Nadel Nr. 0,4 x 20
  Menge: 0,5 ml pro Quaddel

- Quaddeln über den schmerzhaft verspannten Muskeln
  Nadel Nr. 0,4 x 20
  Menge: 0,5 ml pro Quaddel

- Infiltration der Ligamenta interspinalia

- Präperiostale Depots an die Processus transversi und spinosi

45

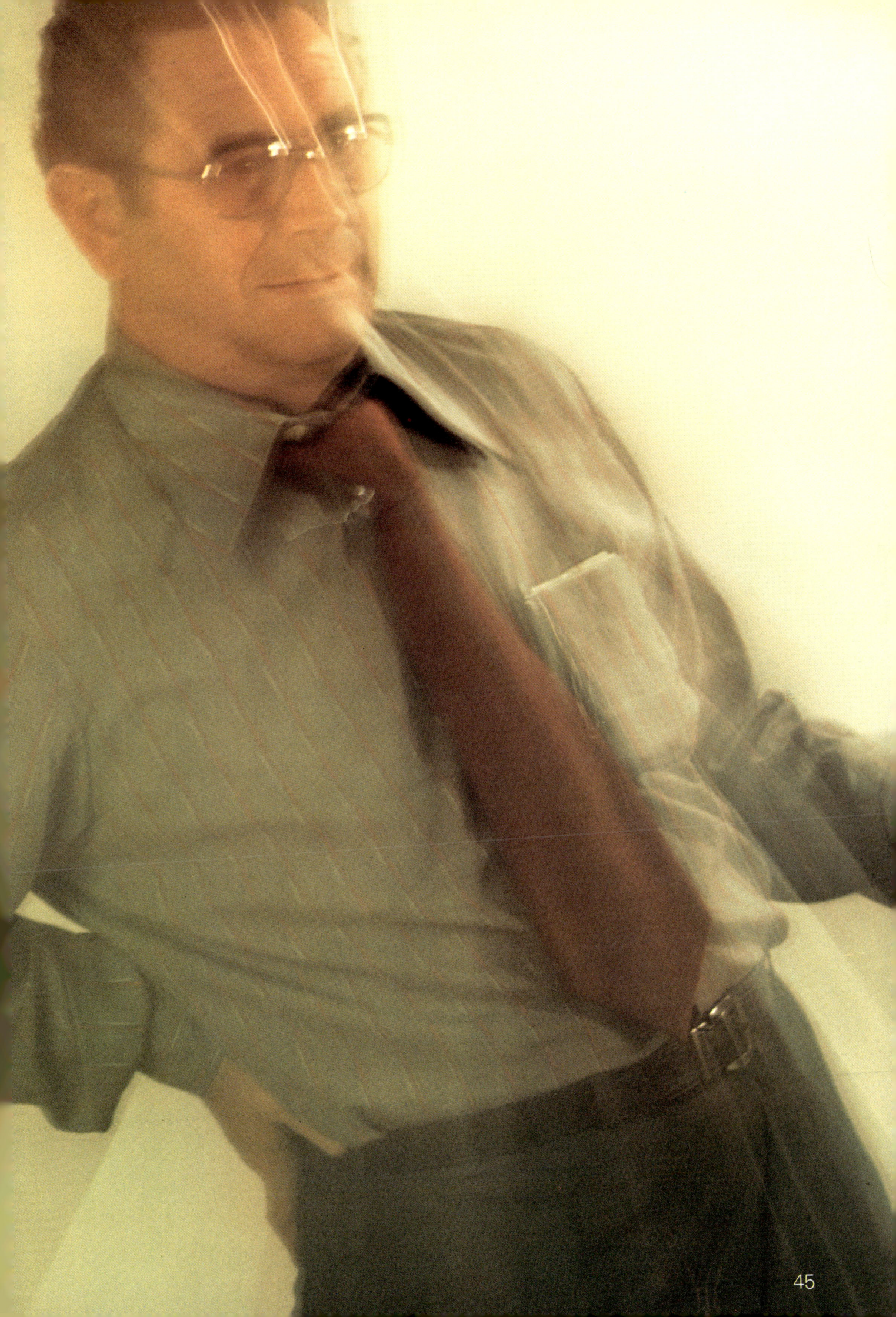

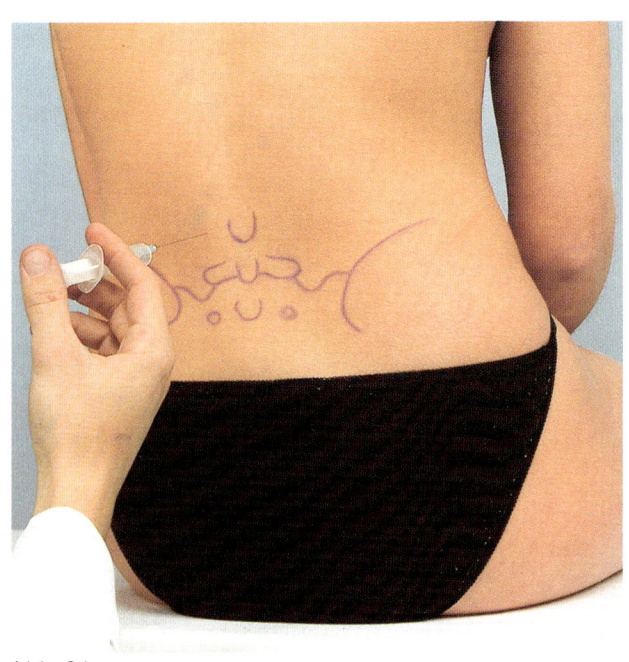

Abb. 21

- Infiltration der verspannten paravertebralen Muskulatur
Nadel Nr. 0,6 x 60
Menge: 2–3 ml fächerförmig infiltrieren
Einstichstelle: etwa 2 cm lateral vom klopfempfindlichen Dornfortsatz
Einstichsrichtung: senkrecht zur Haut
Einstichstiefe: bis 6 cm (Abb. 21)
Die Nadelspitze befindet sich nun (nach Passieren der Fascia thoracolumbalis) auf Höhe der Processus transversi im Musculus erector spinae bzw. in einem der Musculi intertransversarii lumborum.

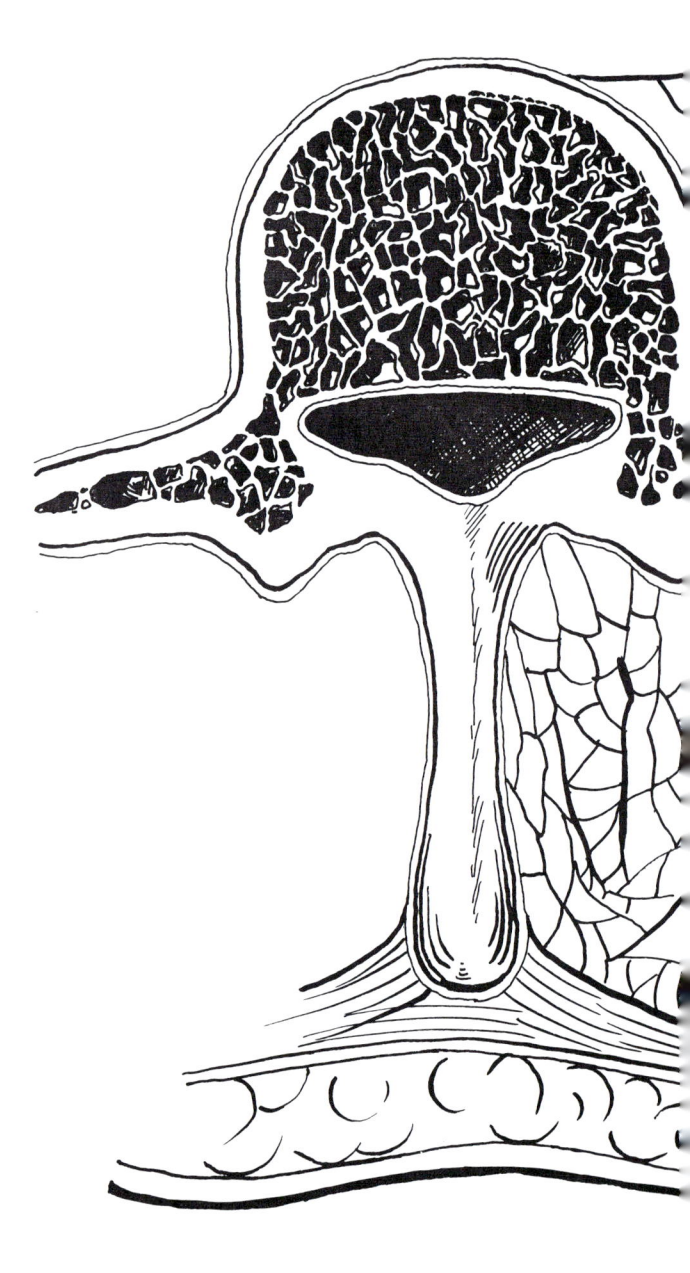

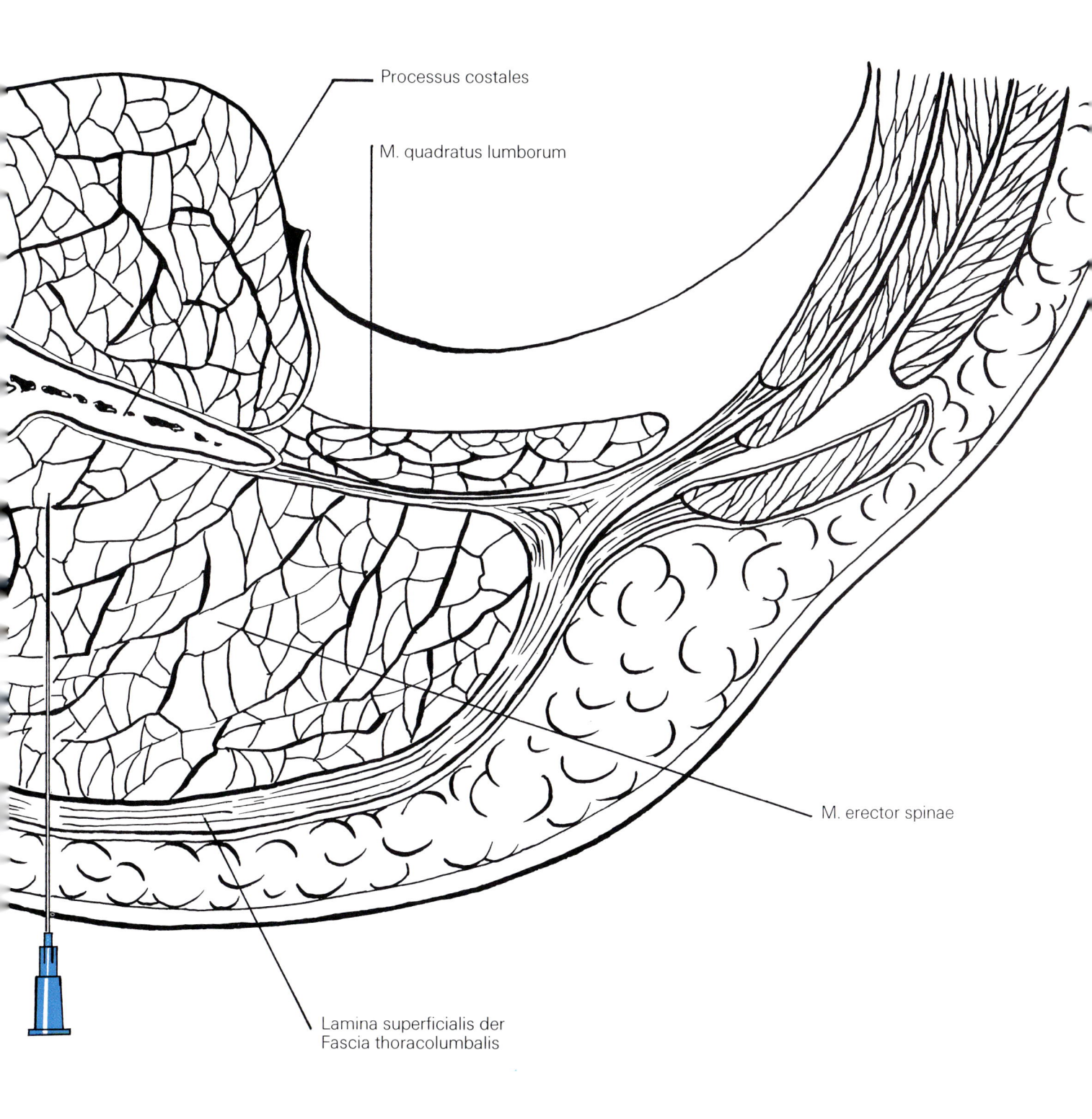

Abb. 22
Infiltration der
paravertebralen Muskulatur

- Processus costales
- M. quadratus lumborum
- M. erector spinae
- Lamina superficialis der Fascia thoracolumbalis

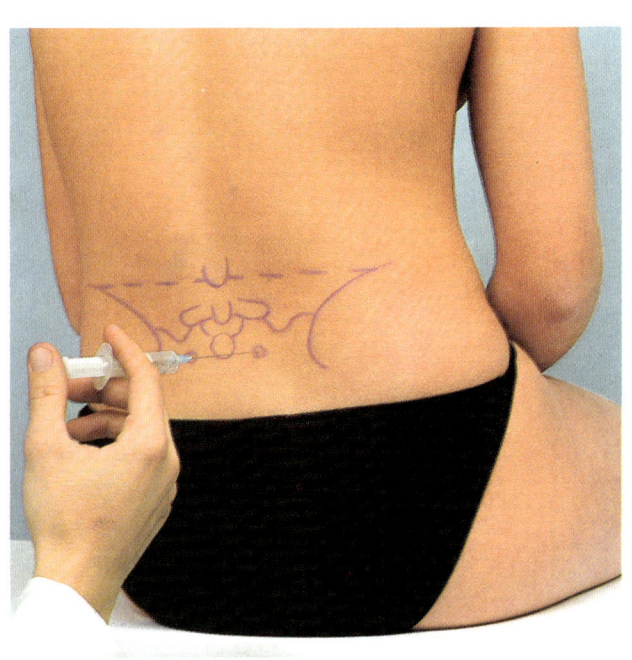

Abb. 23

- Foramen sacrale posterius I
Orientierung: Die Verbindungslinie der beiden Cristae iliacae schneidet den Processus spinosus des L4. 2 Dornfortsätze weiter kaudal liegt der Processus spinosus des S1. Ein Querfinger lateral liegt das Foramen sacrale posterius I.
Einführung der Nadel, bei Knochenkontakt etwas zurückziehen und Nadel geringfügig nach ventrolateral richten, dann ca. 1 cm einführen, Aspiration (Liquor!), sodann Infiltration von 2–5 ml (Abb. 23).

Nach Pitkin empfiehlt es sich, die Kanülen in einem Winkel von ca. 45°–60° vorzuschieben, um Nebenverletzungen der Organe und Gefäße des Beckenraumes hintanzuhalten, was aber bei einer Nadellänge von 6 cm praktisch unmöglich ist.

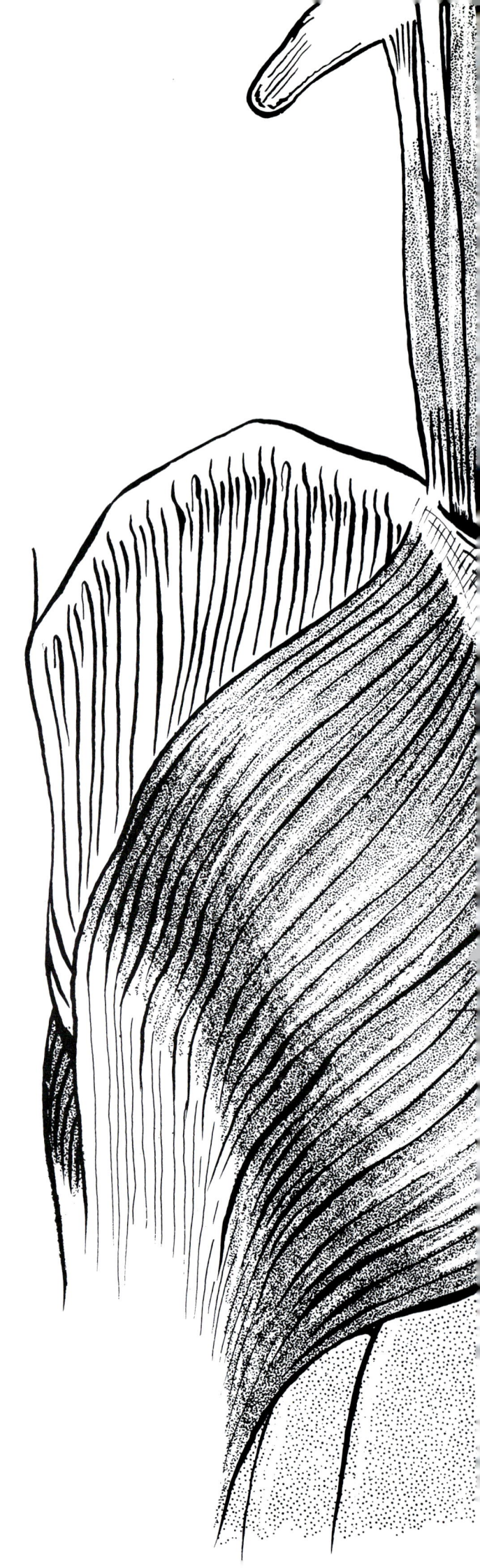

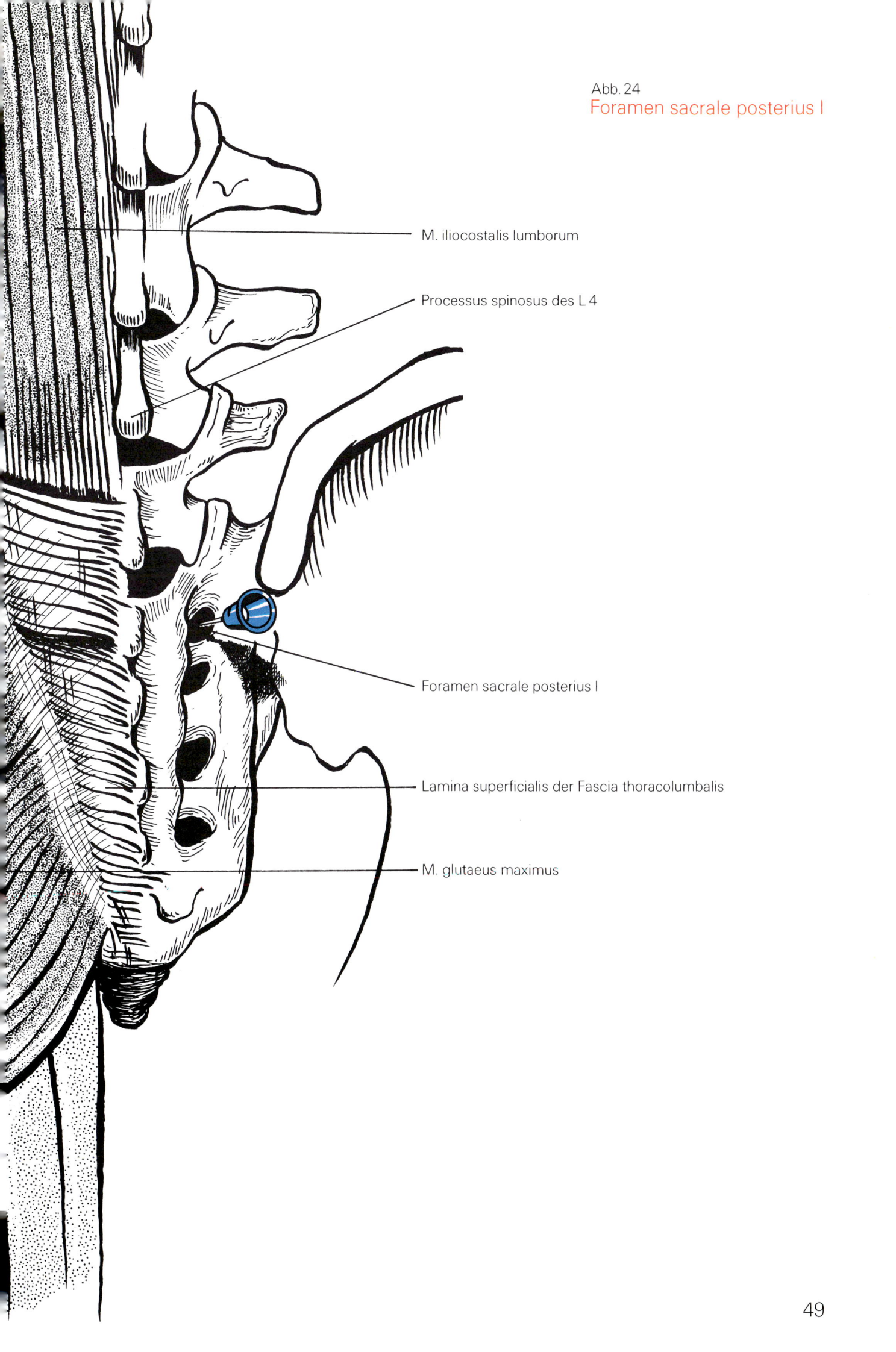

Abb. 24
Foramen sacrale posterius I

M. iliocostalis lumborum

Processus spinosus des L 4

Foramen sacrale posterius I

Lamina superficialis der Fascia thoracolumbalis

M. glutaeus maximus

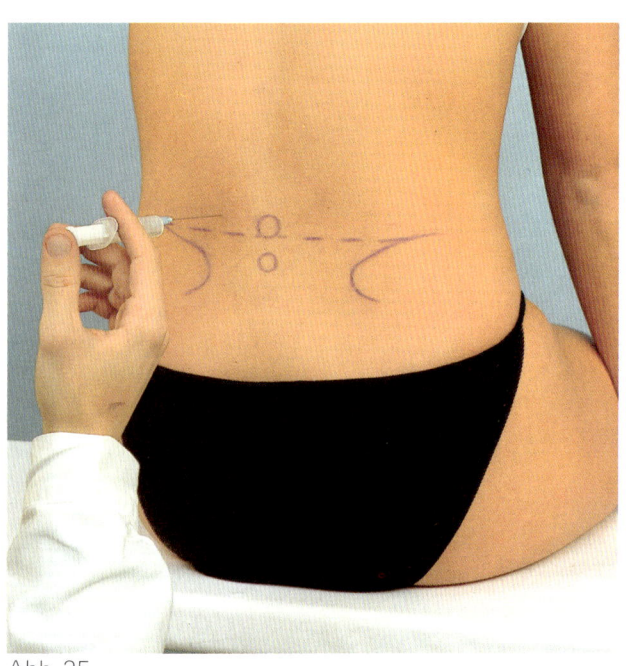

Abb. 25

- Infiltration des Ligamentum iliolumbale
Die Behandlung des Ligamentum iliolumbale empfiehlt sich bei gestörter Beweglichkeit im Bereich der Articulatio iliosacralis sowie bei Druckempfindlichkeit dieses Bereiches. Nadel Nr. 0,6 x 60.
Einstichstellen:
entlang des Medialrandes der Crista iliaca. Quaddelung sowie Infiltration des Ligamentum iliolumbale (zieht von den Processus costales des 4. und 5. Lendenwirbels zur Crista iliaca), und zwar auf Höhe des 5. Lendenwirbels in ca. 45° auf den Darmbeinkamm zu (Abb. 25).

Bei Erfolglosigkeit ist immer an ein Störfeld zu denken.

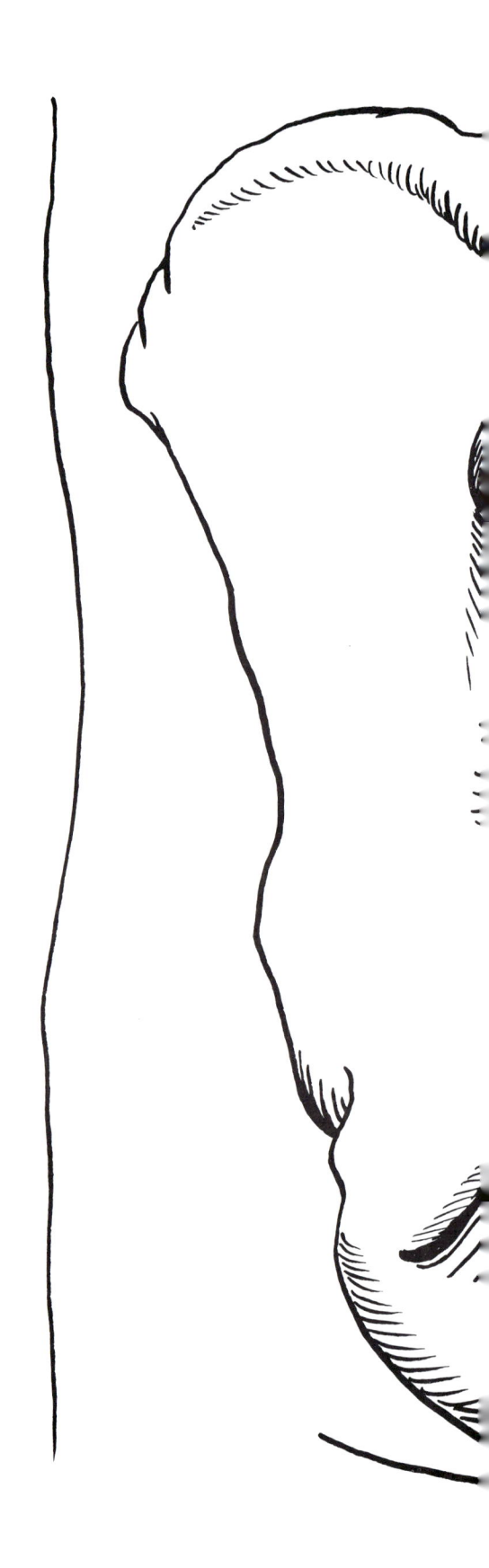

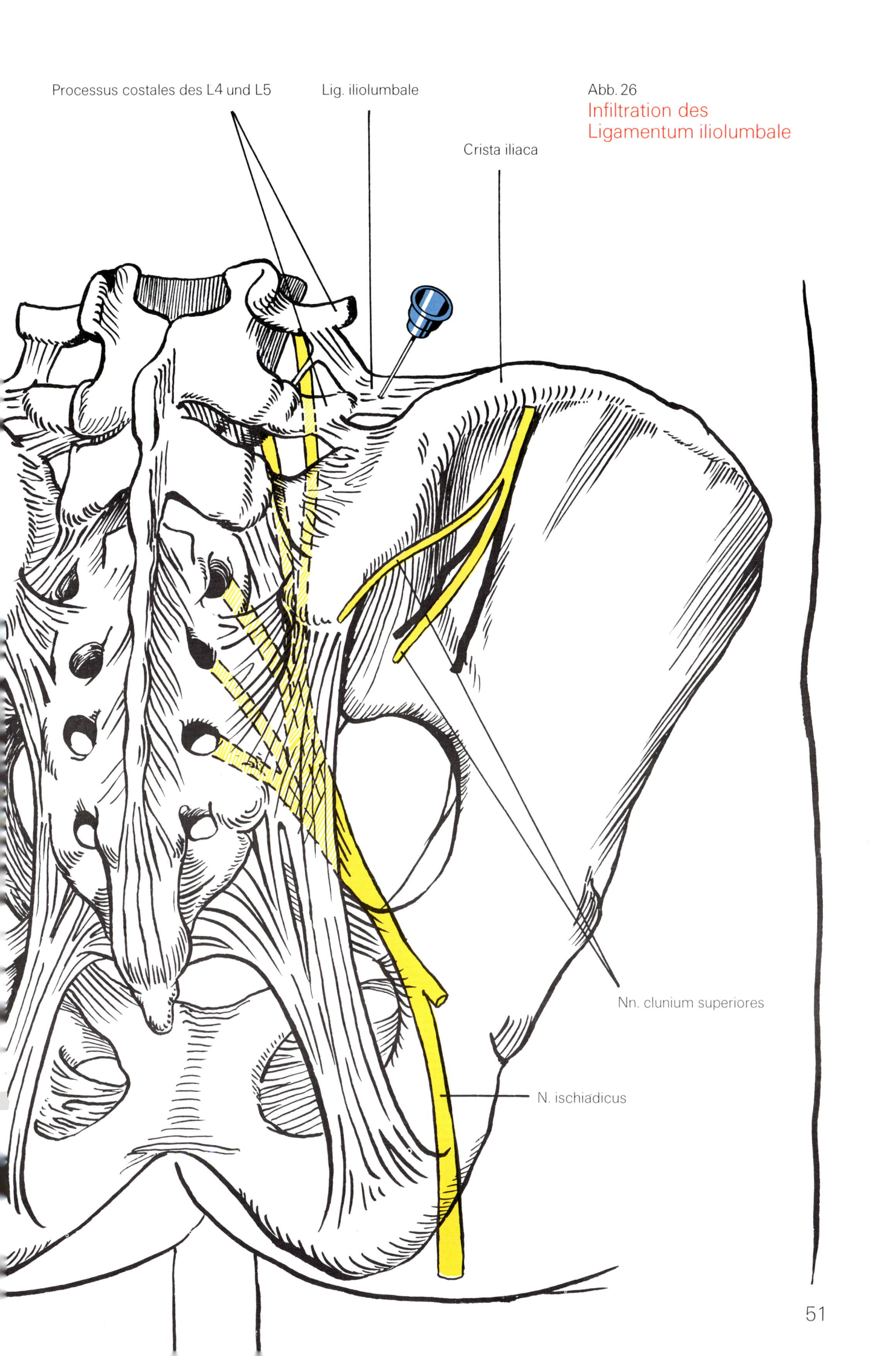

Processus costales des L4 und L5 Lig. iliolumbale

Crista iliaca

Abb. 26
Infiltration des
Ligamentum iliolumbale

Nn. clunium superiores

N. ischiadicus

51

2.1.3. Ischialgie, «Ischias»

Die Neuralgie des Nervus ischiadicus zeigt ein vielfältiges Entstehungsbild, bei dem außer Erkältungen, Infektionen, Stoffwechselstörungen und den nicht zu vernachlässigenden Störfeldern (Zahngranulome, chron. Tonsillitiden, chronische Sinusitis), Funktionsstörungen der Wirbelsäule und der Beckengelenke, Protrusio nuclei pulposi sowie Kompressionen des Nervs durch in der Umgebung lokalisierte raumfordernde Prozesse ursächlich beteiligt sein können.

Große Bedeutung kommt dem pseudoradikulären Geschehen zu.

In nur ungefähr 10% handelt es sich um eine Neuritis des Nervus ischiadicus. Diese diagnostische Abgrenzung ist deshalb wichtig, da nur bei der letzten Indikation eine Vitamin-B-Behandlung von Erfolg ist.

Nomenklatorische Schwierigkeiten ergeben sich durch die verschiedenartigen Segmentbezeichnungen; die hier verwendeten beziehen sich auf das Schema von Richter.

Diagnostik:
- Anamnese
- Schmerz an einer Stelle (sowohl spontan auftretend als auch provozierbar – z.B. Lasègue-Zeichen)
- Dornfortsatzklopfempfindlichkeit
- neurologische Ausfallssymptome (z.B. Fehlen des Achillessehnenreflexes)
- Haltungsanomalien (z.B. Vanzetti-Zeichen)

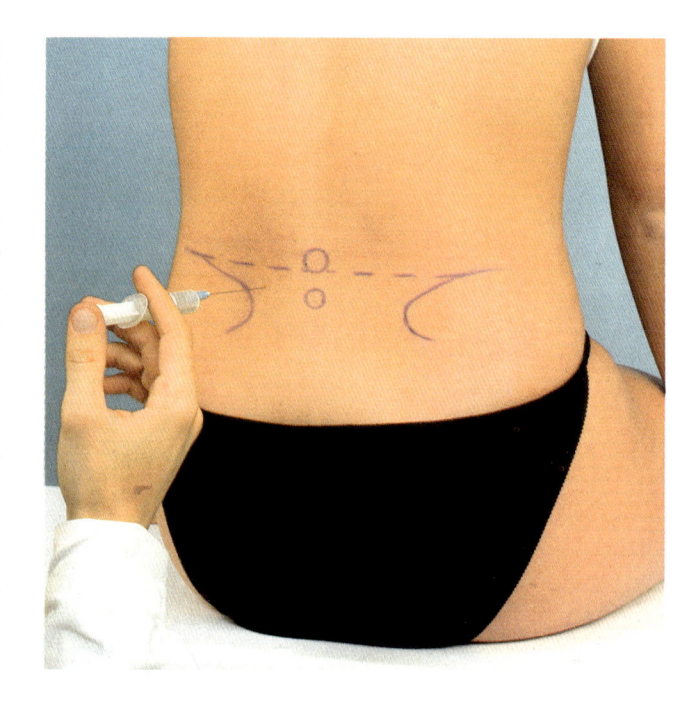

Injektionstechnik:
Das Ziel der Therapie ist die Beseitigung der Muskelkontraktur-Schmerzen. Rein prinzipiell sei dazu zu sagen, daß aufgrund des optimalen Diffusionsvermögens von Xyloneural die intraneurale Infiltration nicht durchgeführt werden muß, sondern die Nadel nach einem eventuell auftretenden Blitzschmerz etwas zurückzuziehen ist, worauf dann nach erfolgter Aspiration die Infiltration durchgeführt wird. Hingewiesen sei auf eine bei dieser Behandlung mitunter auftretende reversible Hemiplegie bzw. Plegie (Cave: Den Patienten nicht allein aufstehen lassen!).

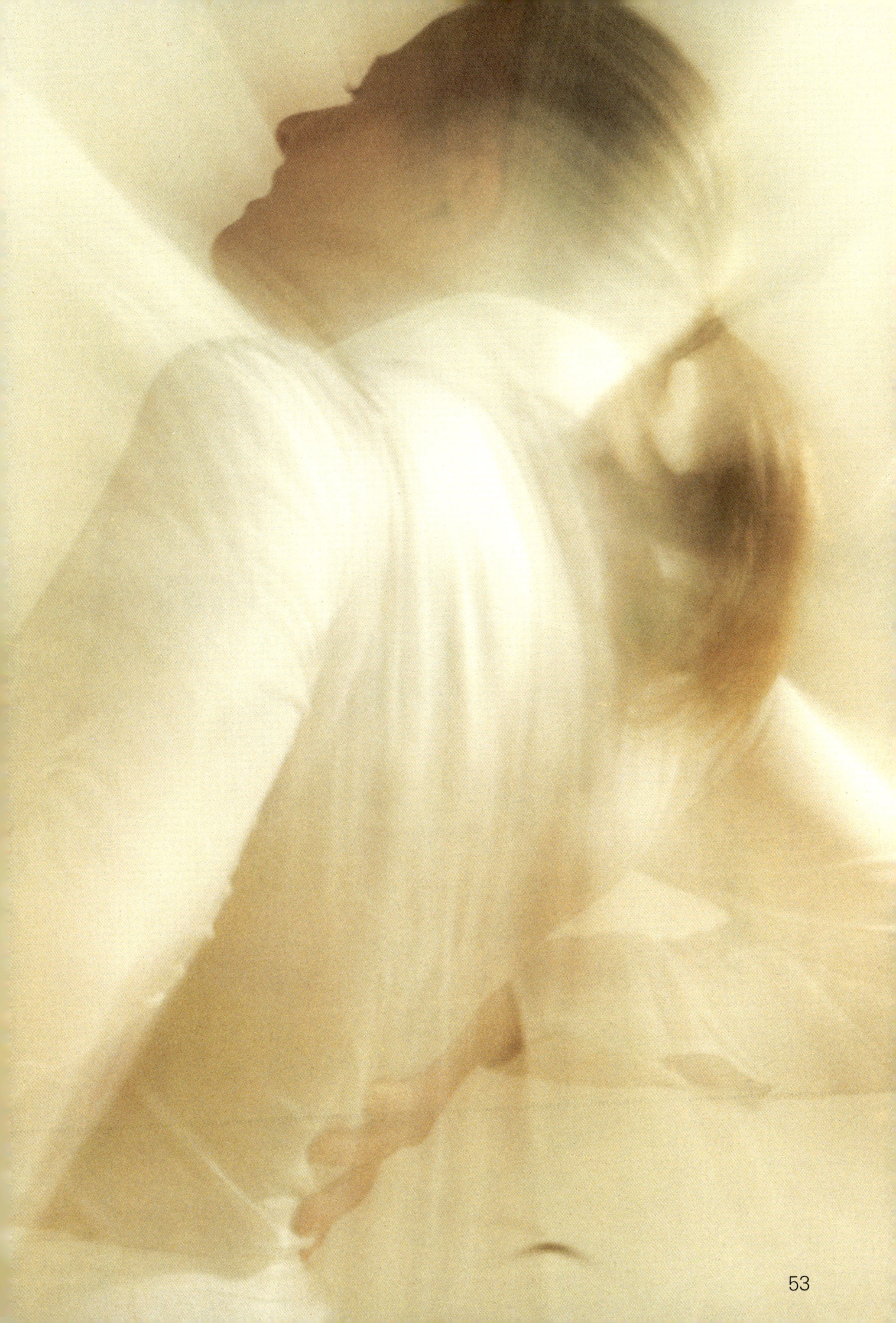

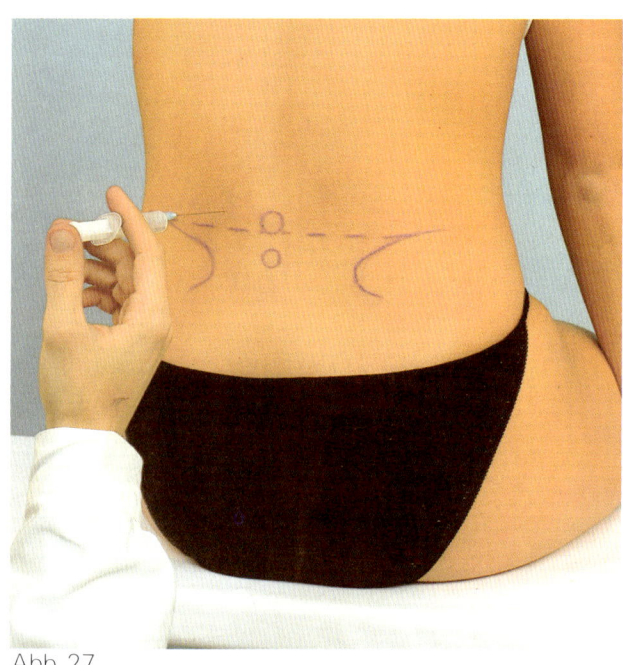

Abb. 27

- L4/L5-Wurzelsymptomatik
  Nadel Nr. 0,6 x 60 – 0,8 x 80
  Menge: 3–5 ml
  Einstichstelle: 1 cm *oberhalb* der Darmbeinkammlinie und 4 cm seitlich der Dornfortsatzlinie.
  Einstichsrichtung: Erst paramedian senkrecht zur Haut (Abb. 27), dann in leicht kaudaler Richtung, zuletzt 15° konvergent zur Medianebene (Abb. 28).
  Einstichstiefe: Bei Knochenkontakt erfolgt die Injektion nach geringem Zurückziehen und negativem Aspirationstest.
- Infiltration der verspannten paravertebralen Muskulatur.
  Injektionstechnik siehe Seite 46 (Lumbago).
- Infiltration der Ligamenta interspinalia
  Im Bereich der palpatorisch feststellbaren Verspannungen.

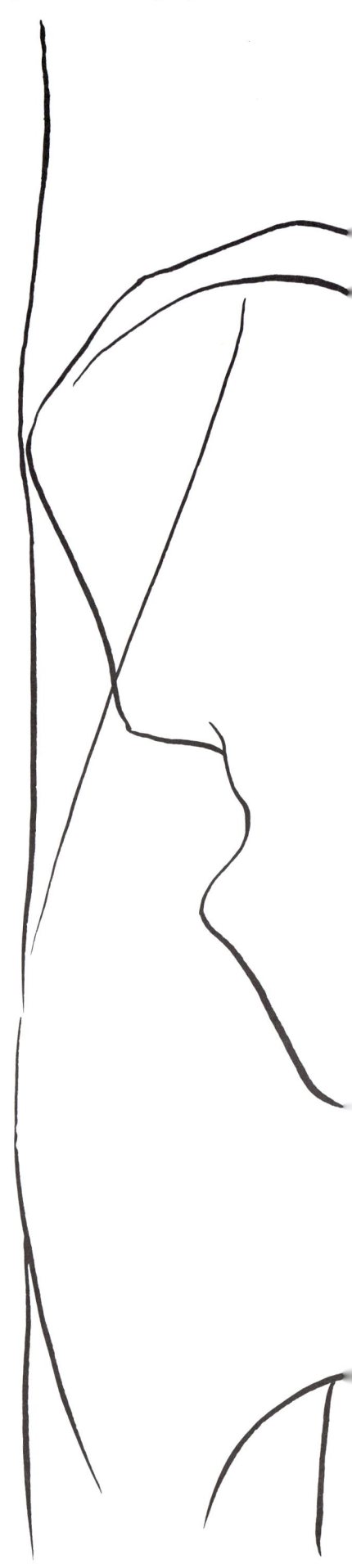

Abb. 28
L4/L5-Wurzelsymptomatik

M. iliocostalis lumborum

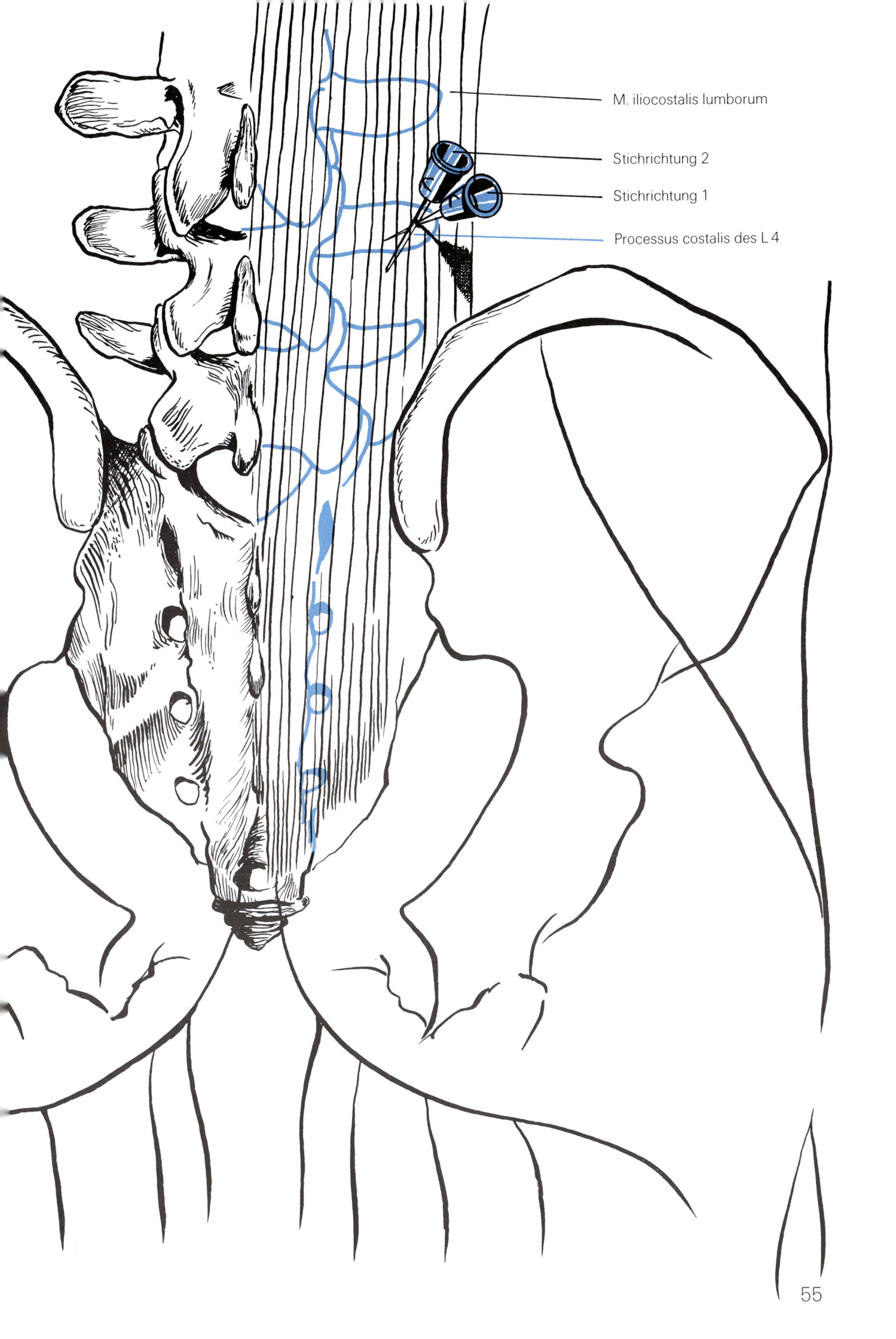

Stichrichtung 2

Stichrichtung 1

Processus costalis des L 4

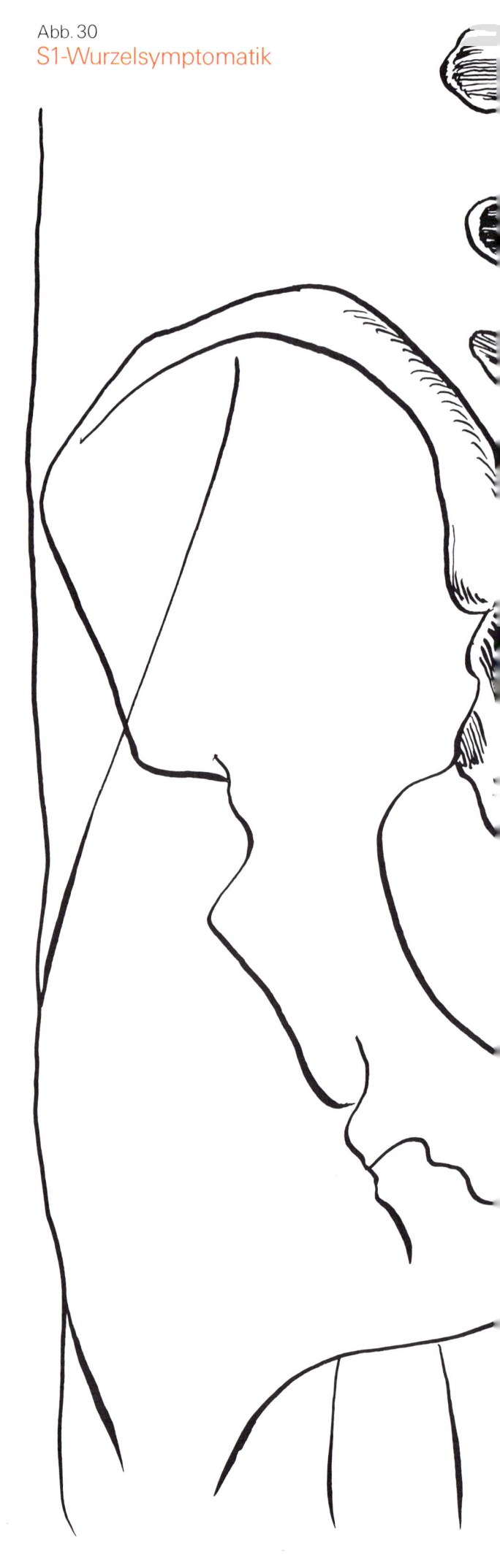

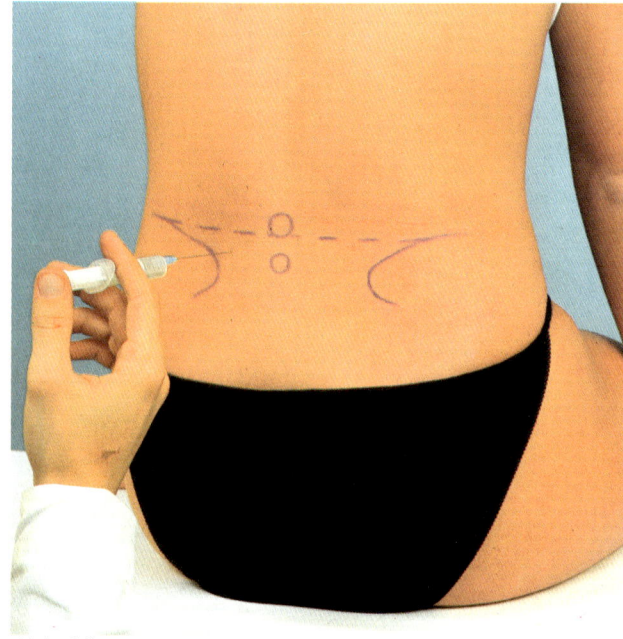

Abb. 29

- S1-Wurzelsymptomatik
  Nadel Nr. 0,6 x 60 – 0,8 x 80
  Menge: 3–5 ml
  Einstichstelle: 1 cm *unterhalb* der DKL (Darmbeinkammlinie) und 4 cm seitlich der DFSL (Dornfortsatzlinie).
  Einstichsrichtung: Die Nadel 45° nach kaudal und leicht konvergent führend bis zum Knochenkontakt (Abb. 29).

- Injektion an die Foramina sacralia posteriora
  Diese Stellen werden injiziert, falls eine Druckempfindlichkeit besteht.
  Injektionstechnik siehe Seite 48 (Lumbago).

Im Rahmen der Besprechung der Wirbelsäule sei auch auf die Bedeutung der oft von den Kostovertebralgelenken ausgehenden thorakalen Dorsalgien hingewiesen.

Abb. 30
S1-Wurzelsymptomatik

M. iliocostalis

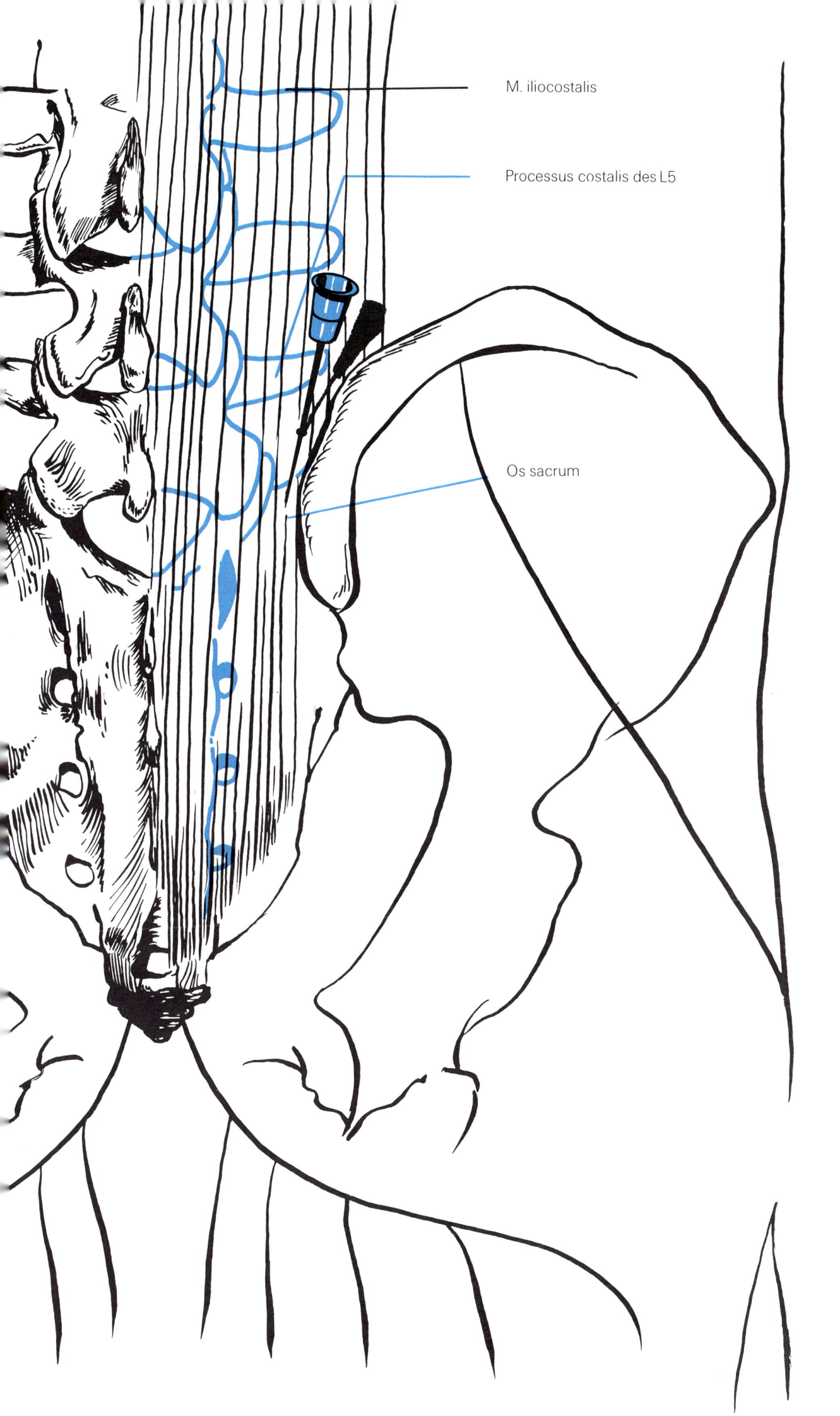

Processus costalis des L5

Os sacrum

2.2. Erkrankungen der Extremitäten

2.2.1. Schulter-Arm-Syndrom

Für die Neuraltherapie sind alle schmerzhaften Erkrankungen des Schultergelenks (Periarthropathia humeroscapularis, Schulterarthrose, das posttraumatische Gelenk, Bursitis subacromialis usw.) geeignet. Die Neuraltherapie bringt rasche Besserung, sehr oft auch dort, wo andere Therapiemethoden versagen.

Cave! Ein hoher Prozentsatz von Schulter-Arm-Syndromen sind Auswirkungen von Störungen der unteren HWS bzw. der oberen BWS (zervikothorakaler Übergang).

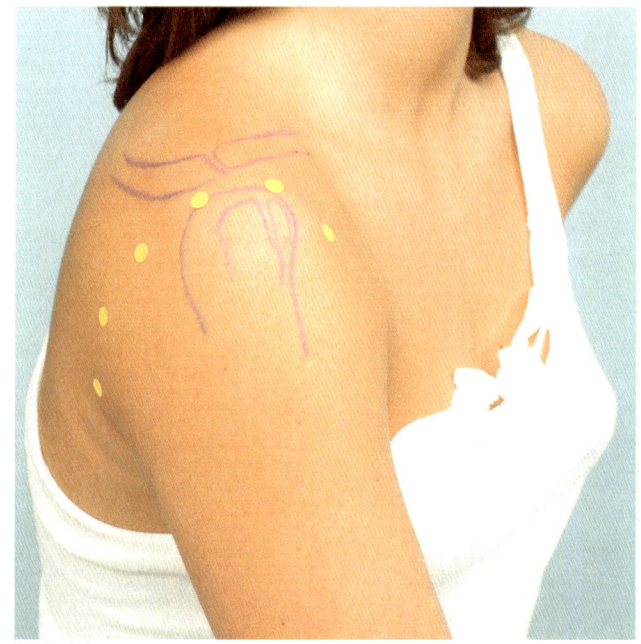

Abb. 31

Diagnostik:
Die Diagnose wird aufgrund des Röntgenbefundes, der Untersuchung (auf aktive und passive Beweglichkeit sowie Isometrie) und der Anamnese erstellt.

Injektionstechnik:
- Quaddelung über dem Gelenksspalt
  Nadel Nr. 0,4 x 20
  Menge: 0,2–0,5 ml pro Quaddel
  Einstichstelle: Es werden 5–6 Quaddeln (Abstand 2–3 cm) über den Gelenksspalt gesetzt.
  Außerdem bewähren sich Quaddelungen an der größten Zirkumferenz der Schulter (Abb. 31).

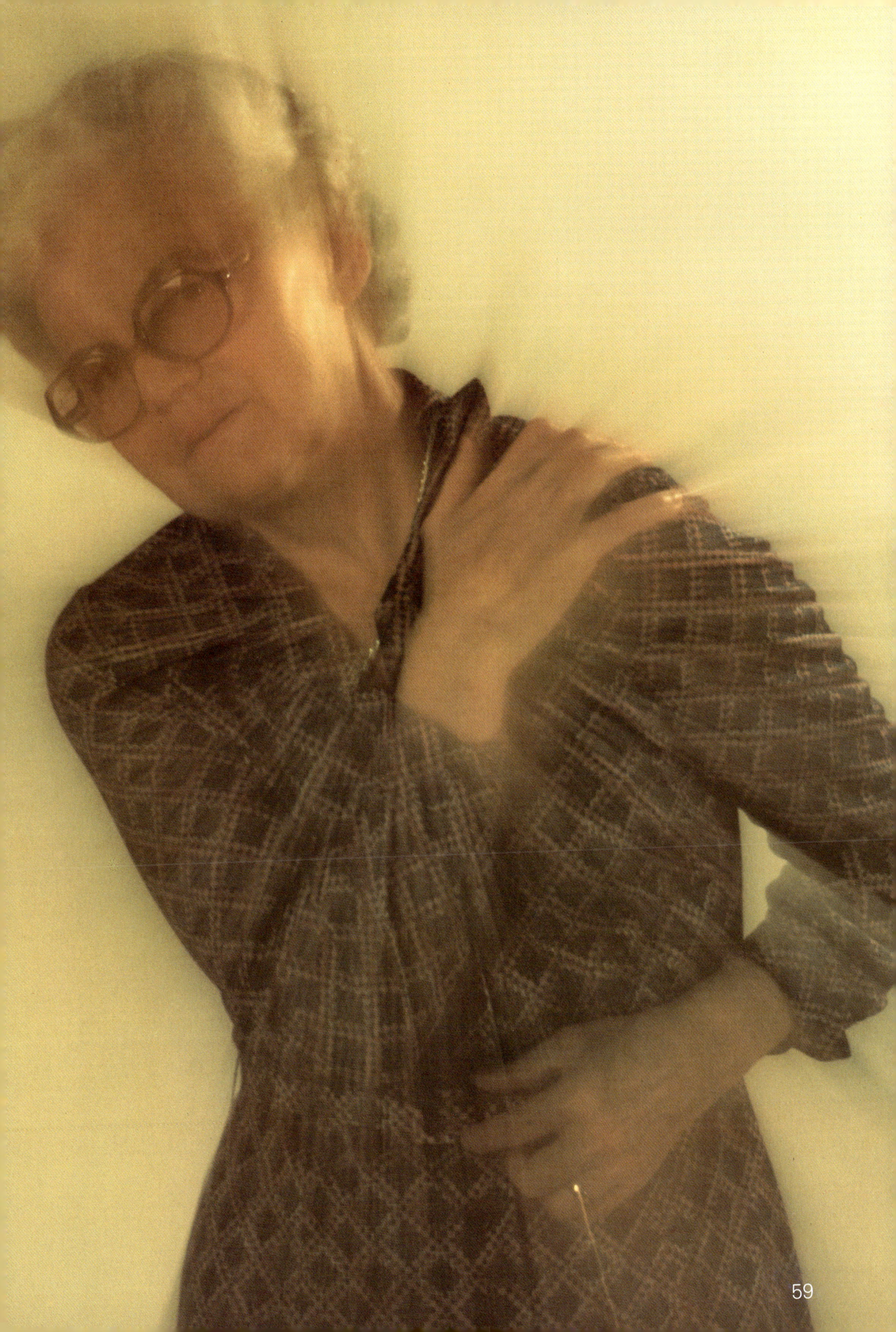

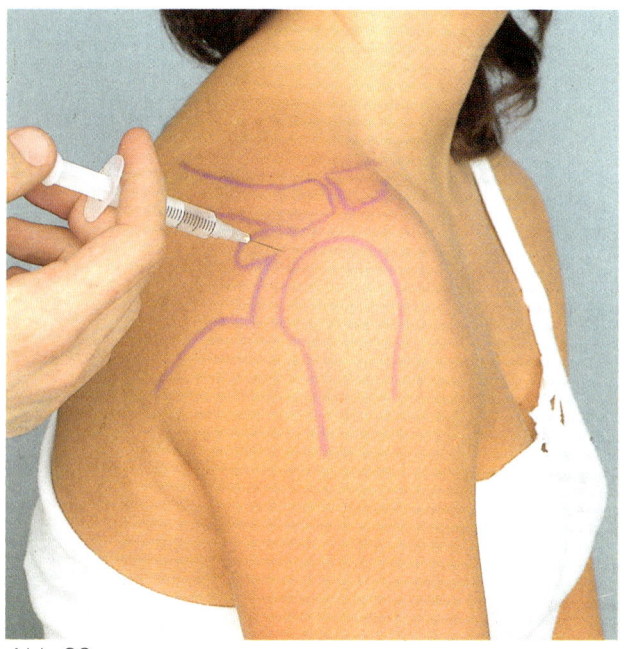

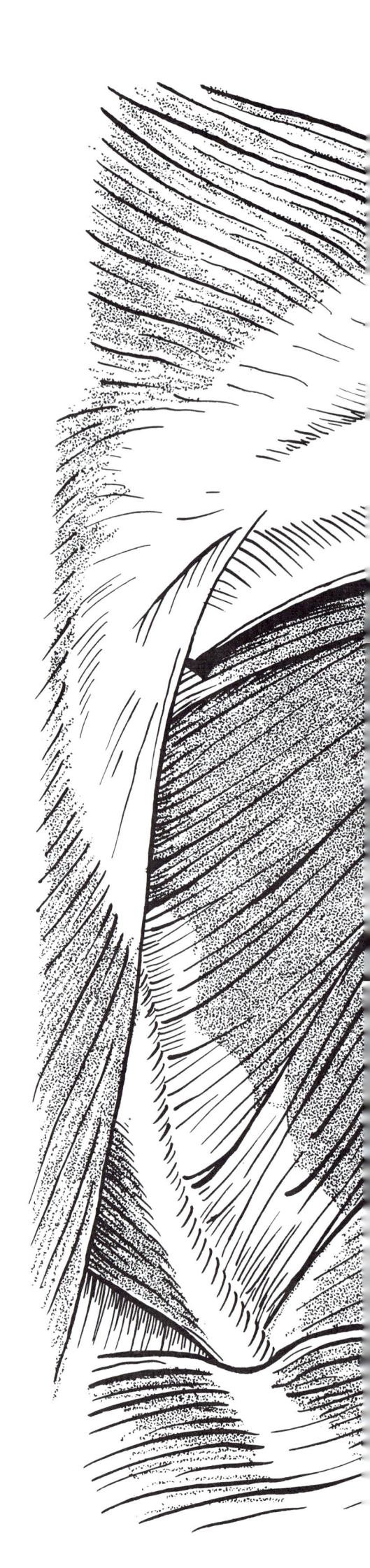

Abb. 32

- Gelenksinjektion von dorsal
  Nadel Nr. 0,4 x 20 – 0,6 x 60
  Menge: 3–5 ml
  Einstichstelle: Beim sitzenden Patienten wird bei abduziertem und etwas nach innen rotiertem Oberarm die Spina scapulae palpiert. Am lateralen Ende ist ein deutlicher Knick fühlbar. 1,5–2 cm kaudal davon ist die Einstichstelle.
  Einstichsrichtung: Zum Processus coracoideus; passiert werden der Musculus deltoideus (Pars spinalis) und der Musculus infraspinatus, dessen Ansatzsehne gleichzeitig als dorsales Seitenband des Gelenkes dient.
  Einstichstiefe: 2 cm (Abb. 32, 60–63).

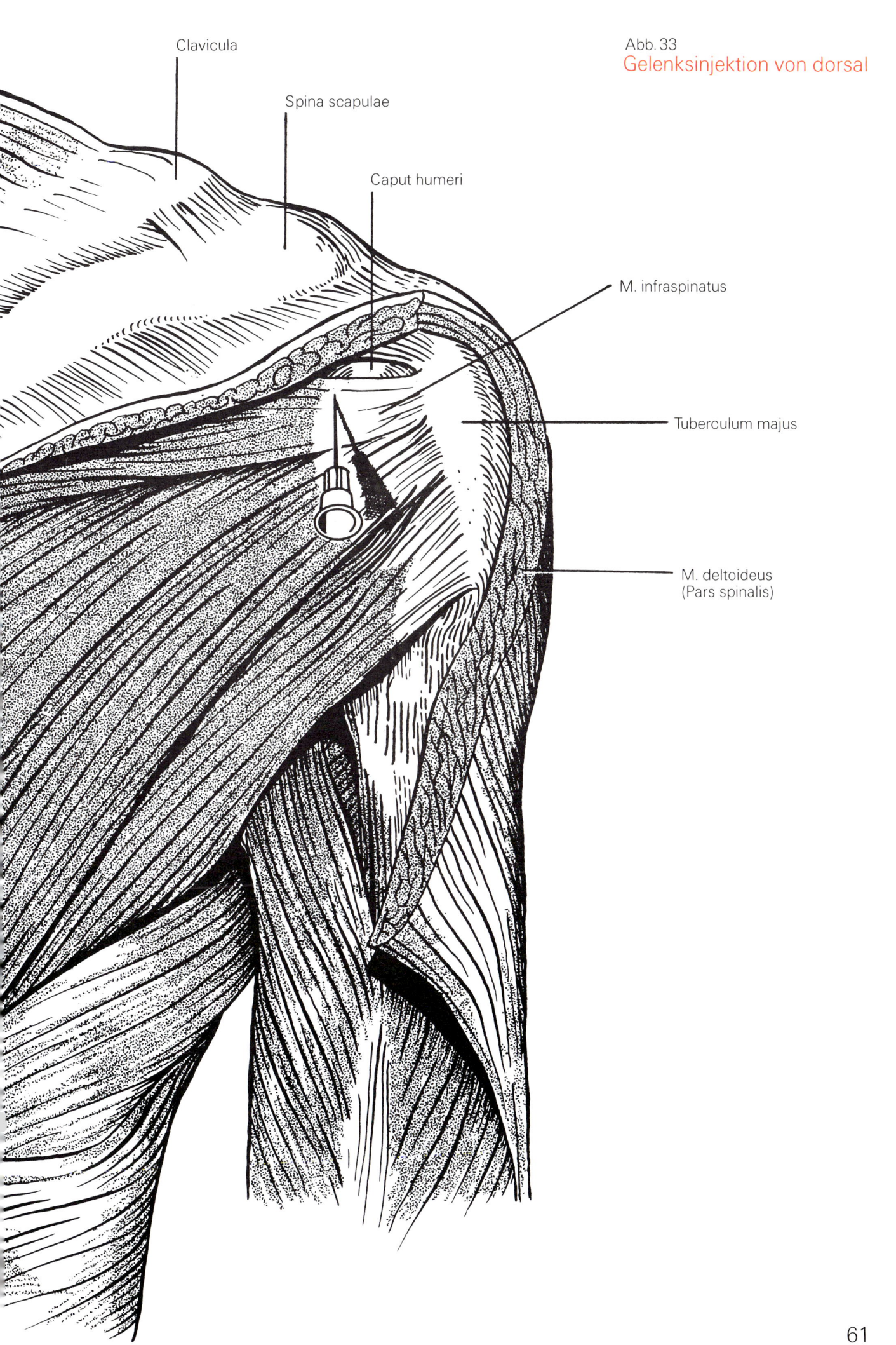

Abb. 33
Gelenksinjektion von dorsal

- Clavicula
- Spina scapulae
- Caput humeri
- M. infraspinatus
- Tuberculum majus
- M. deltoideus (Pars spinalis)

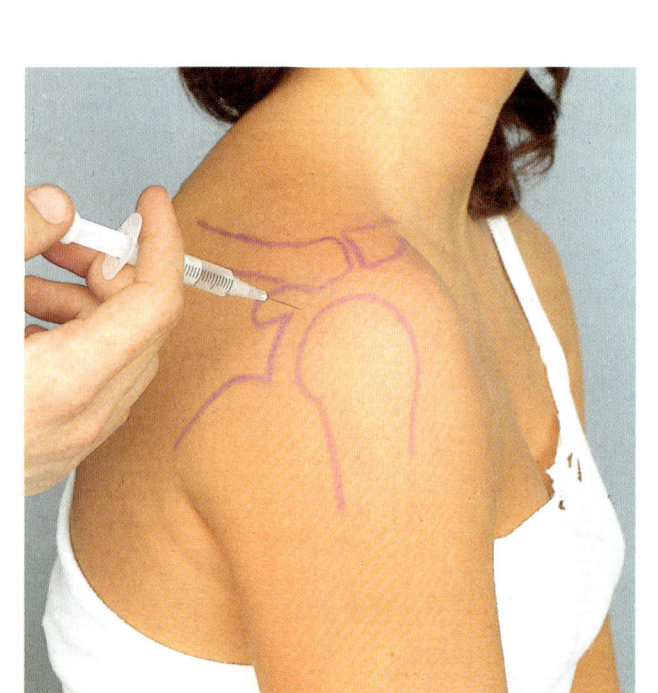

Abb. 32

Der funktionellen Einheit entsprechend sollen auch das Akromioklavikulargelenk und das Sternoklavikulargelenk mitinfiltriert werden (Abb. 36, 37).
Unbedingt seien jedoch auch das Ellbogengelenk sowie die Hals- und Brustwirbelsäulengelenke zu untersuchen («Nacken-Schulter-Arm-Syndrom»)!

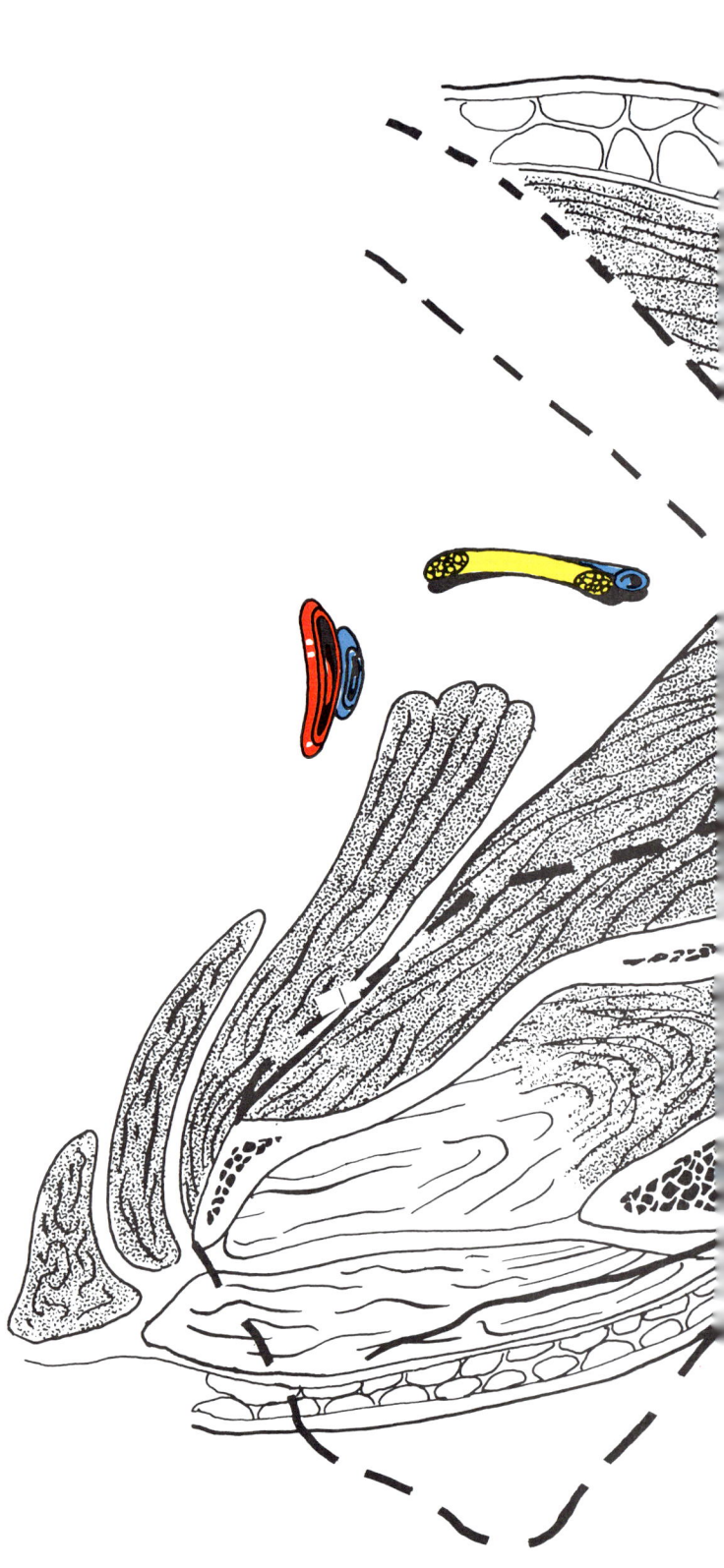

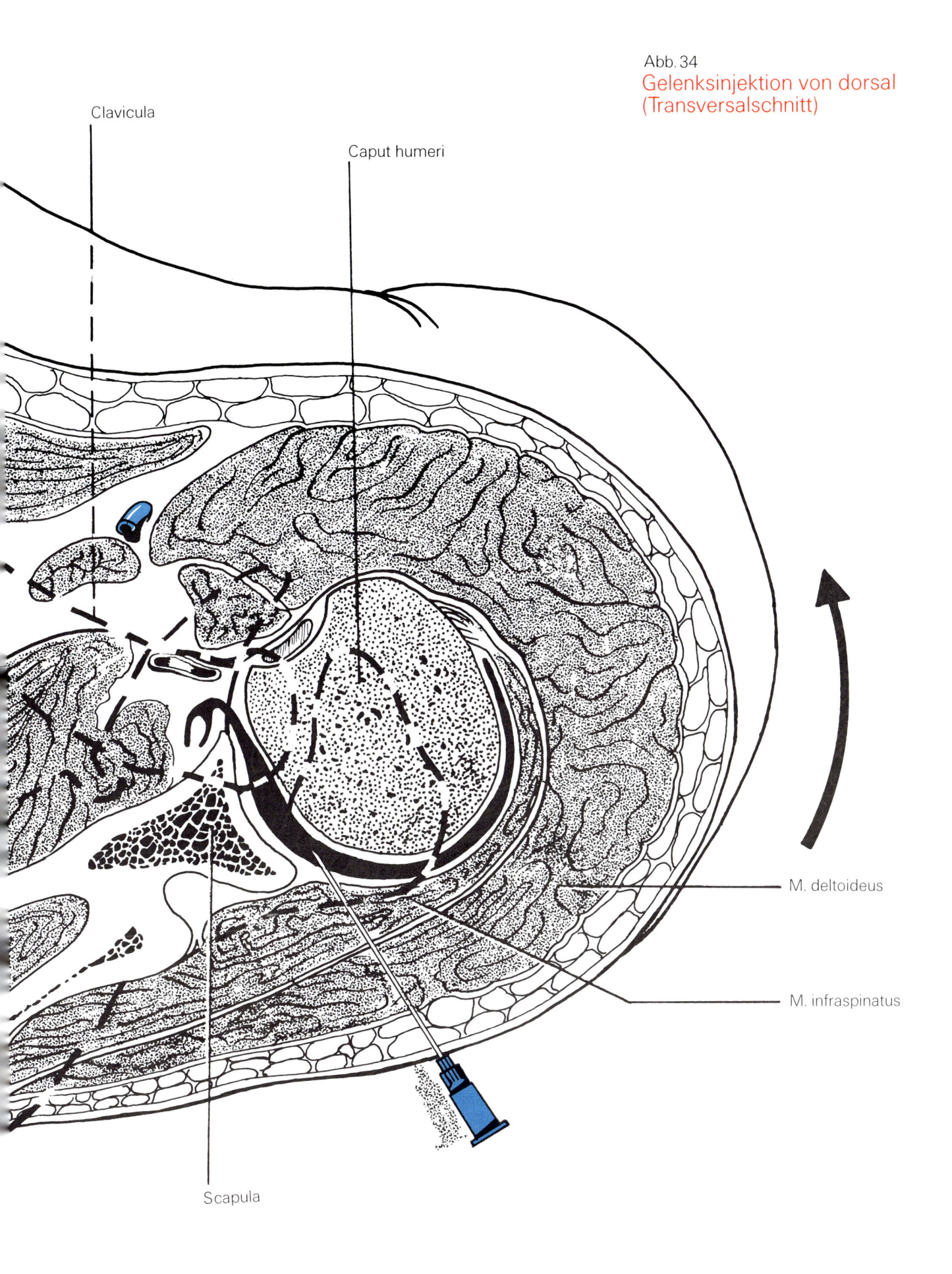

Abb. 34
Gelenksinjektion von dorsal
(Transversalschnitt)

Clavicula

Caput humeri

M. deltoideus

M. infraspinatus

Scapula

63

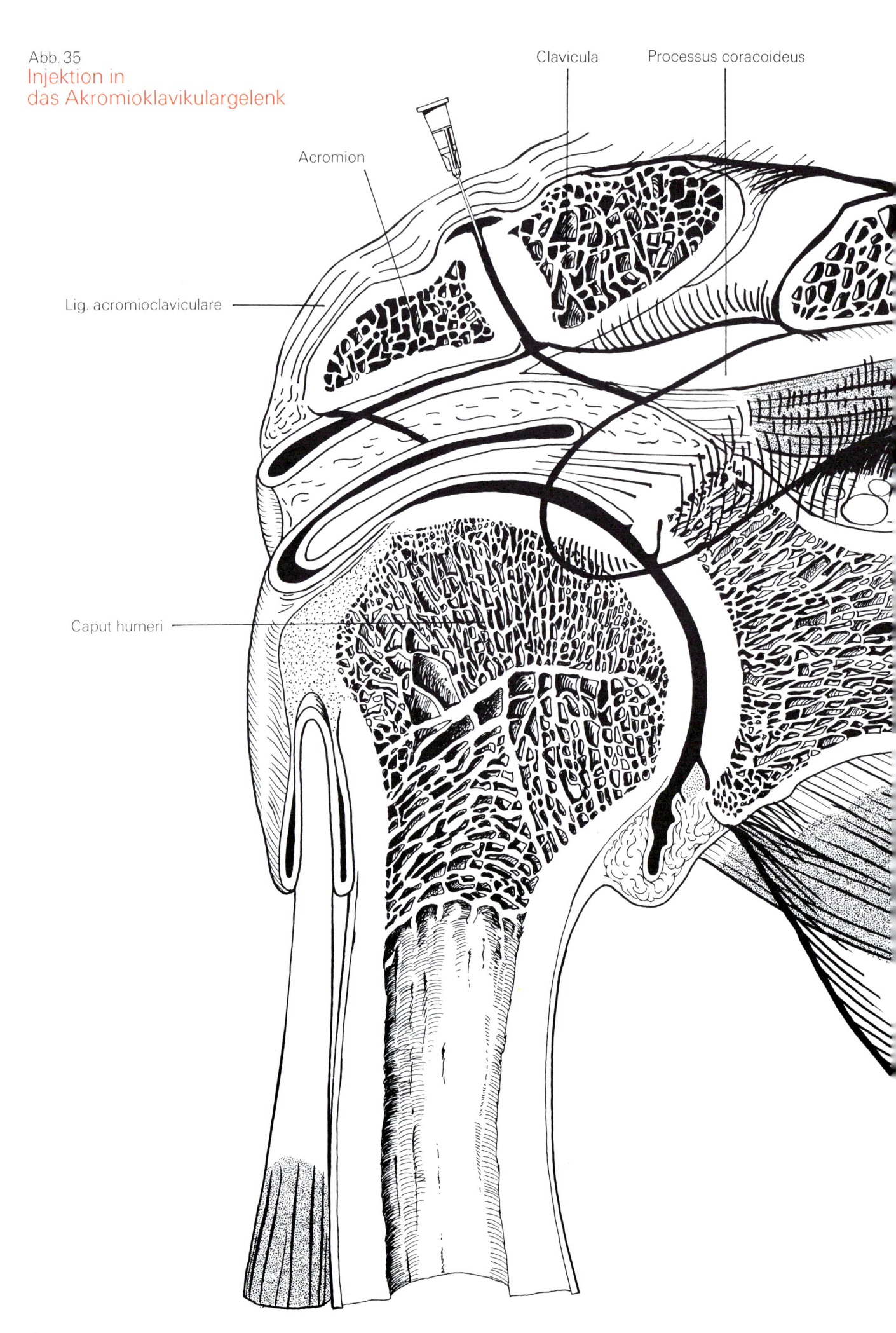

Abb. 35
Injektion in
das Akromioklavikulargelenk

Clavicula

Processus coracoideus

Acromion

Lig. acromioclaviculare

Caput humeri

- Injektion in das Akromioklavikulargelenk
  Nadel Nr. 0,4 x 20
  Menge: 0,5 ml
  Einstichstelle: Zwischen dem lateralen Ende der Clavicula und dem Acromion von oben (Patient sitzt).
  Einstichsrichtung: senkrecht zur Haut (Abb. 36). Passiert wird das Ligamentum acromioclaviculare.
  Einstichstiefe: 0,5–1 cm.

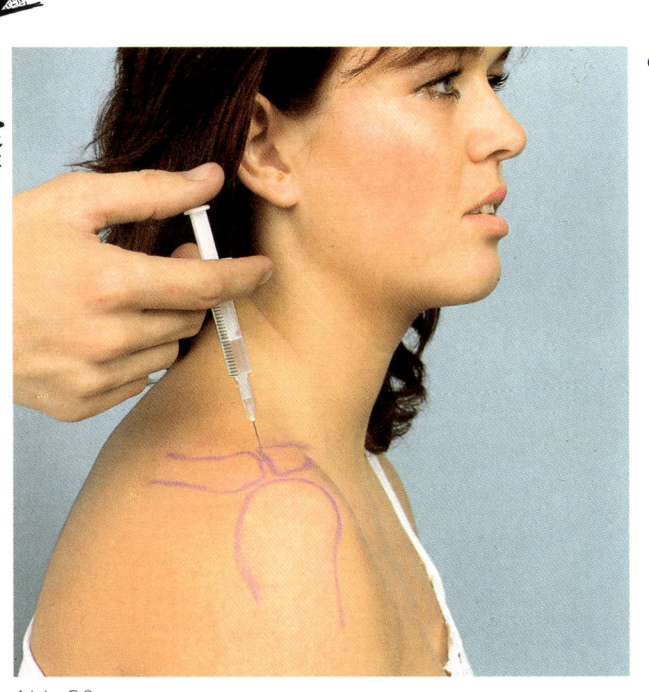

Abb. 36

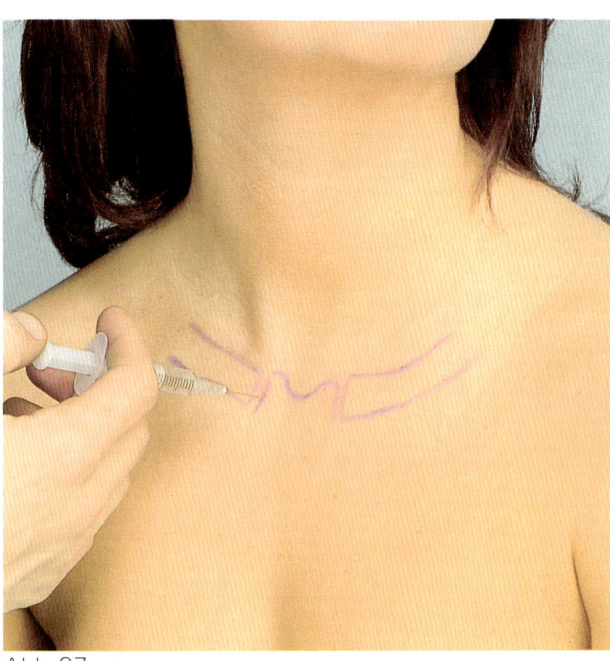

Abb. 37

- Injektion in das Sternoklavikulargelenk
  Nadel Nr. 0,4 x 20
  Menge: 0,5 ml
  Einstichstelle: Im Winkel zwischen Brust- und Schlüsselbein
  Einstichsrichtung: senkrecht zur Haut (Abb. 37). Passiert wird das Ligamentum sternoclaviculare.
  Einstichstiefe: 5 mm

Falls die Neuraltherapie eine Besserung bringt, kann bei Wiederauftreten der Schmerzen die Infiltration wiederholt werden, um einen Dauererfolg zu erzielen (soweit es die pathomorphologischen Veränderungen zulassen).

Bei Wirkungslosigkeit bzw. Verschlimmerung – Störfeldsuche!

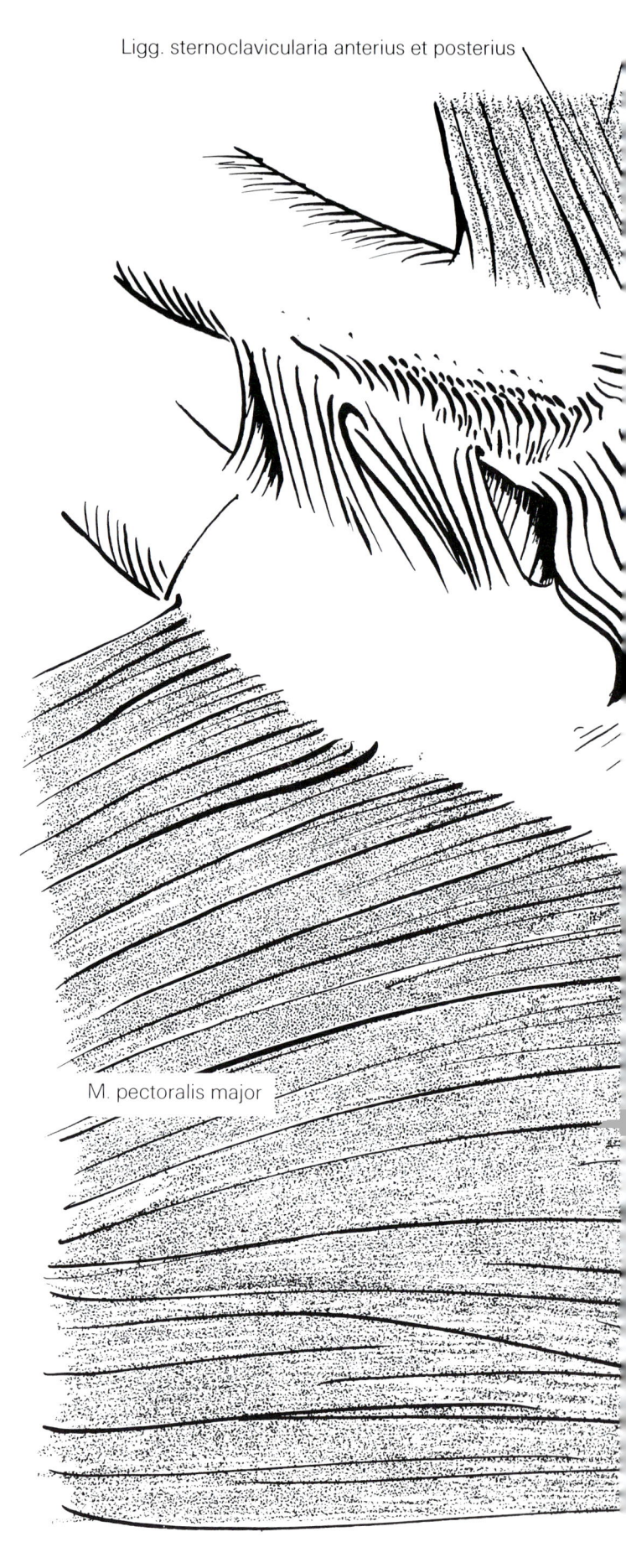

Arcus venosus juguli

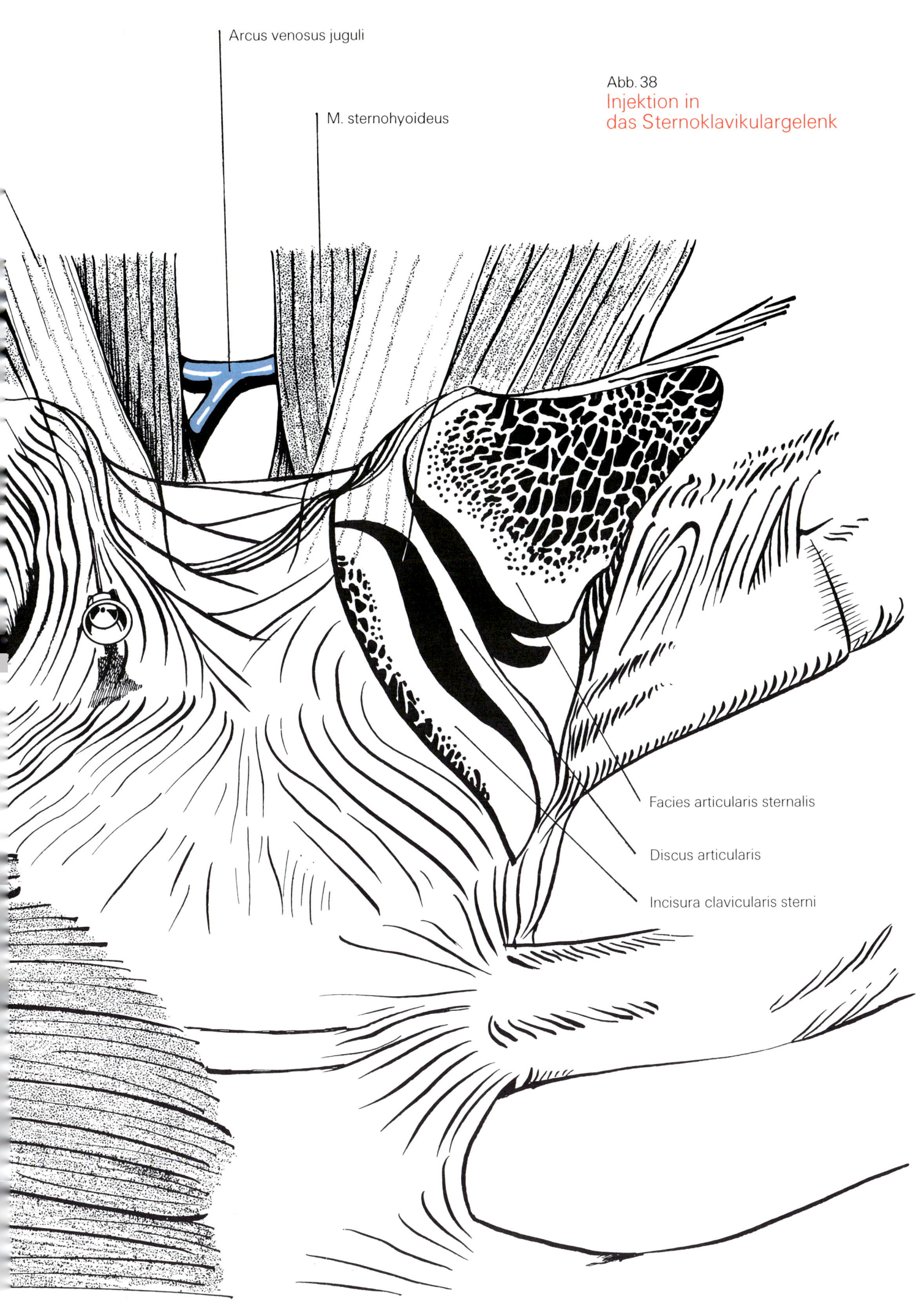

M. sternohyoideus

Abb. 38
Injektion in das Sternoklavikulargelenk

Facies articularis sternalis

Discus articularis

Incisura clavicularis sterni

2.2.2. Das schmerzhafte Ellbogengelenk

Das schmerzhafte Ellbogengelenk («Tennisellbogen») ist oft die Folge einer Überbelastung der oberen Extremität. Dabei kommt es zu Insertionstendopathien im Bereich des Ursprunges der Streckermuskulatur am Epicondylus radialis humeri (Epicondylitis radialis).

Diagnostik:
Anamnese, Röntgenbild (oft Knochenveränderungen im Sinne einer Aufrauhung der Knochenkontur), Schmerz bei Beugung, Belastung und Druck.
Unbedingt ist bei dieser Indikation an ein, von der Brustwirbelsäule ausgehendes pseudoradikuläres Syndrom zu denken (Palpation der Interskapulargegend sowie des zervikothorakalen Überganges!).

Injektionstechnik:
- Injektion an die Loci dolendi
  Nadel Nr. 0,4 x 20
  Menge: 1–3 ml
  Einstichstelle: Loci dolendi
  Einstichsrichtung: senkrecht zur Haut
  Einstichstiefe: Fächerförmige Infiltration peritendinal und/oder bis an den Knochen
  (Abb. 40).

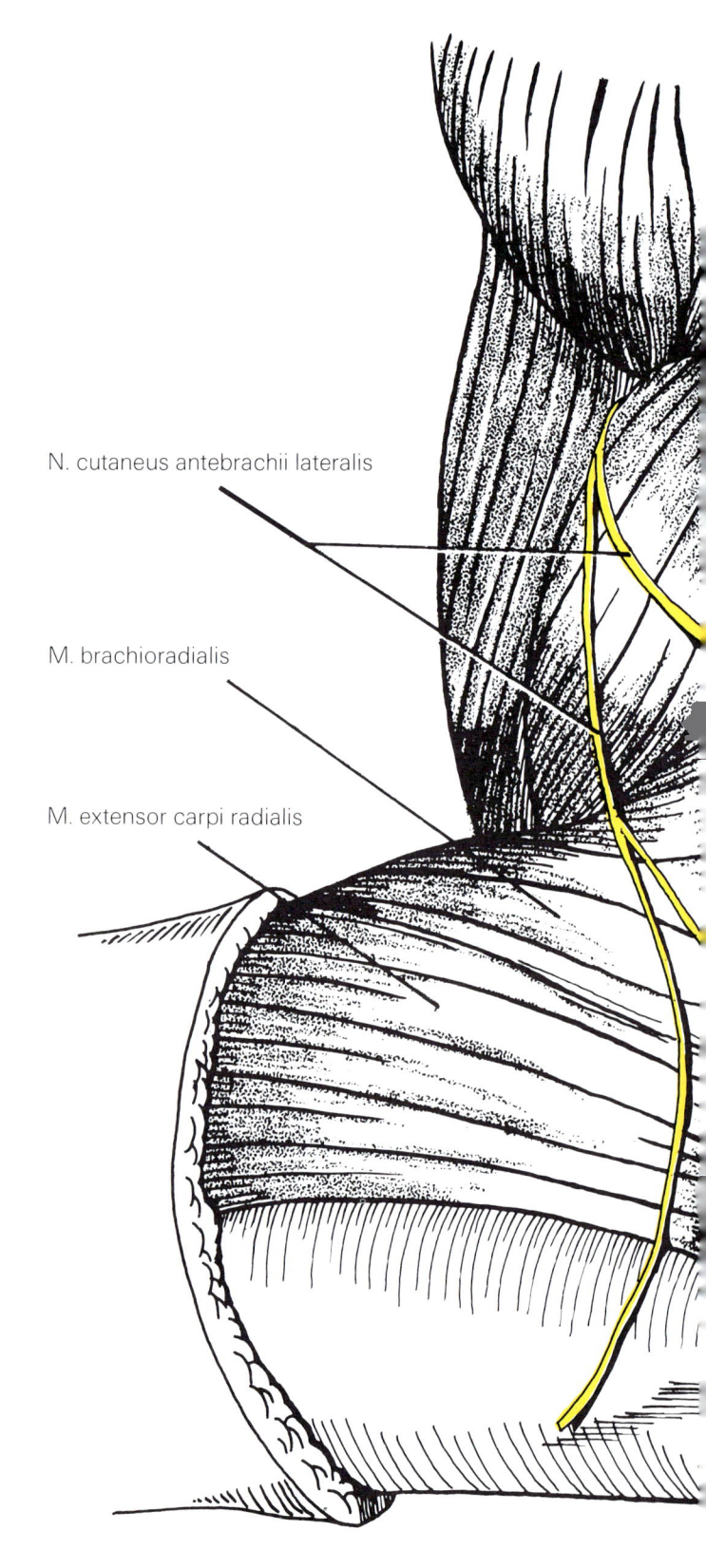

N. cutaneus antebrachii lateralis

M. brachioradialis

M. extensor carpi radialis

Abb. 39
Fächerförmige Infiltration der Extensorenursprünge

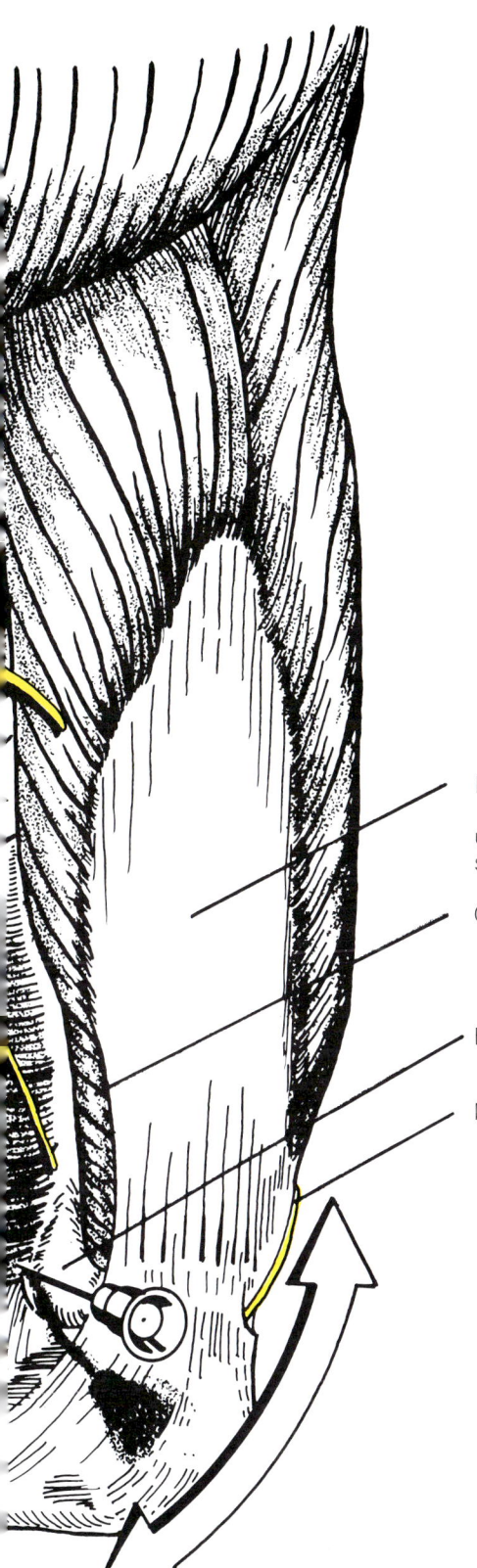

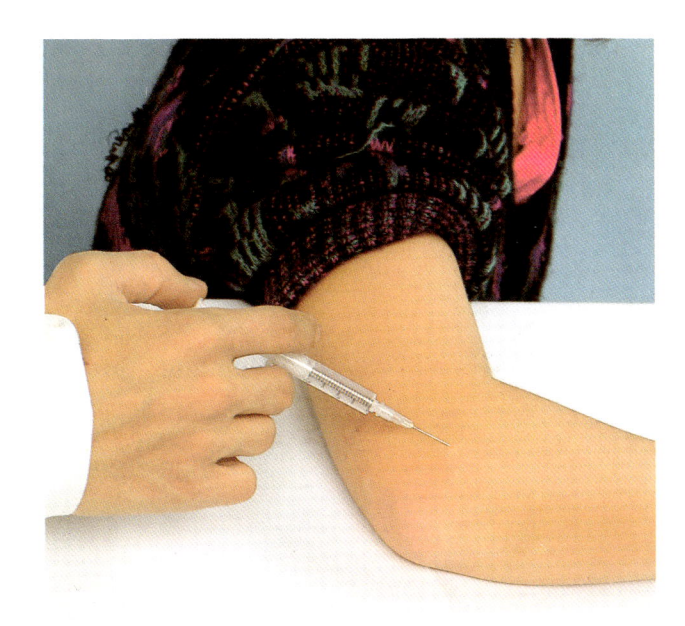

M. triceps brachii

und
sein

Caput laterale

Abb. 40

Epicondylus humeri lateralis

N. cutaneus antebrachii posterior

Abb. 41
Injektion in
das Ellbogengelenk

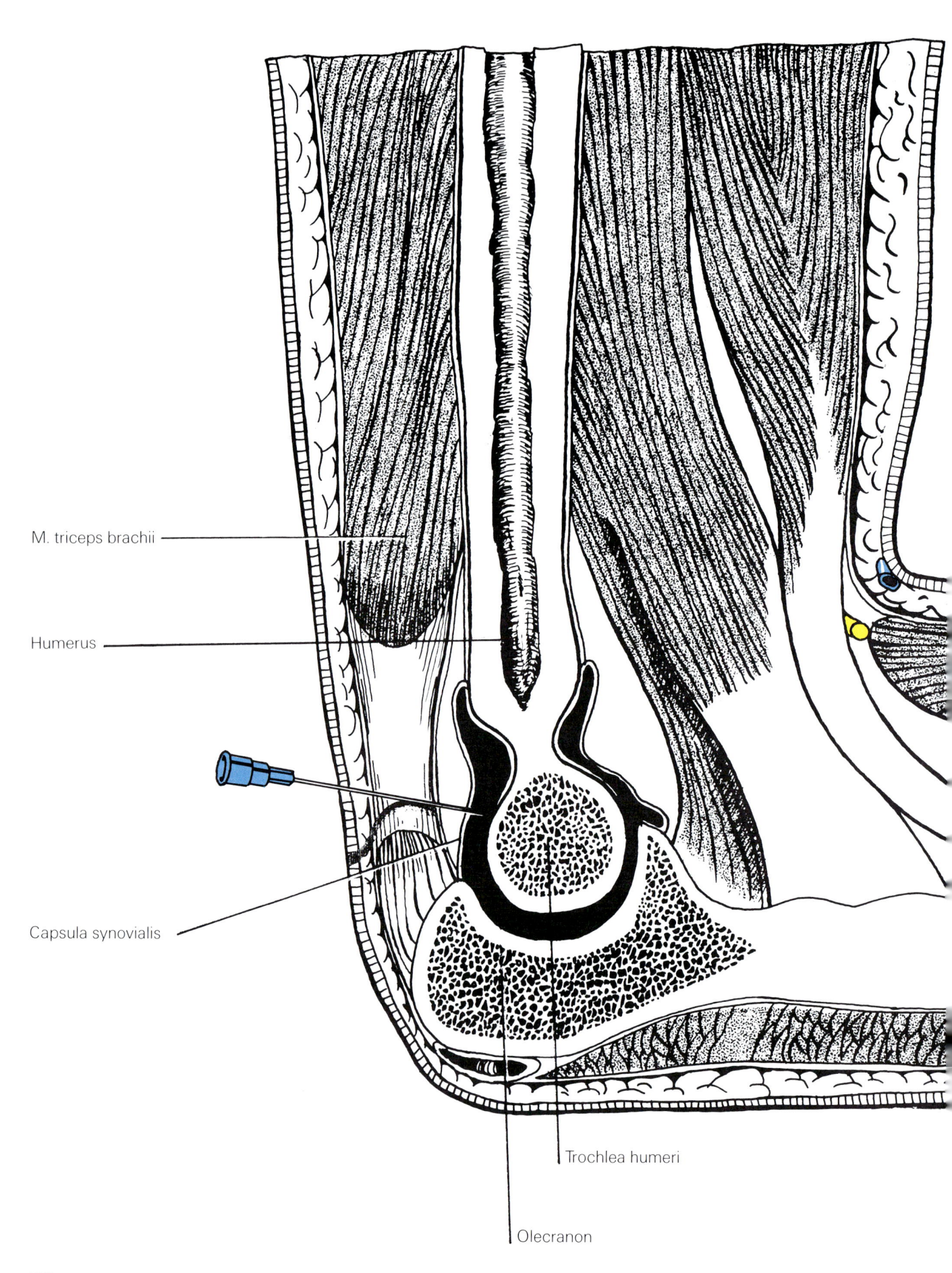

M. triceps brachii

Humerus

Capsula synovialis

Trochlea humeri

Olecranon

70

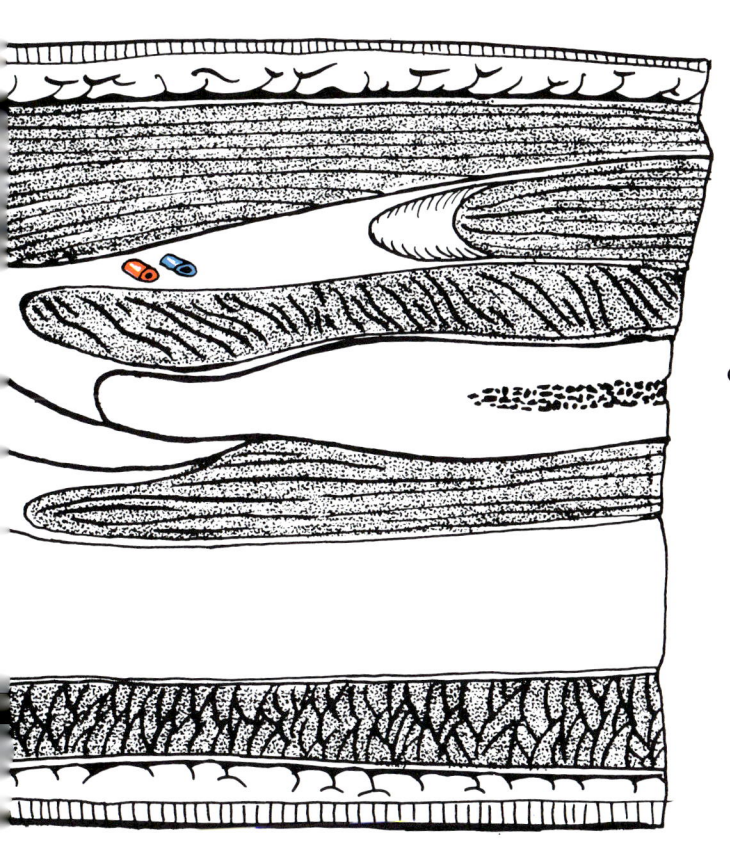

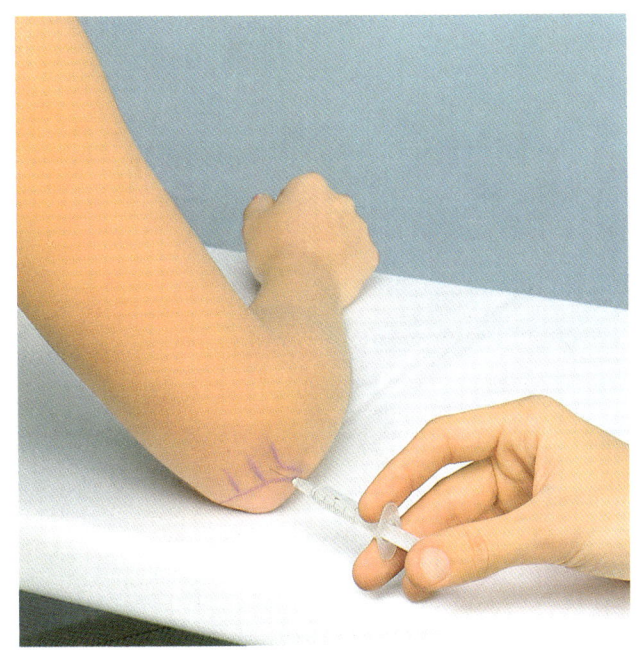

Abb. 42

- Injektion in das Ellbogengelenk
  Patient legt den Unterarm auf den Tisch. Oberarm und Unterarm bilden einen Winkel von ca. 90° (Abb. 42).
  Einstichstelle: Von dorsal aus wird zwischen Epicondylus radialis humeri und Olecranon in die Fossa olecrani in mediopalmarer Richtung eingegangen (lateral des Tendo musculi tricipitis).

2.2.3. Das schmerzhafte Hüftgelenk

Die Neuraltherapie wird bei schmerzhaften Erkrankungen des Hüftgelenks angewendet (Coxarthrose, subakute Coxarthritis, nach Knochenbrüchen, postoperative Beschwerden). Die Infiltration kann (je nach Beschwerden) mehrmals wiederholt werden.

Diagnostik:
Röntgenbild, Schmerz bei Bewegung, Belastung und Druck, begrenzte Beweglichkeit.

Injektionstechnik:
- Präperiostale Infiltration am Trochanter major
  Nadel Nr. 0,4 x 20
  Menge: 2 ml
  Einstichstelle: Patient liegt auf der gesunden Seite, das Bein der kranken Seite in leichter Beugehaltung (Abb. 43); den Trochanter tasten und injizieren
  Einstichsrichtung: senkrecht zur Haut
  Einstichstiefe: bis zur Knochenberührung.

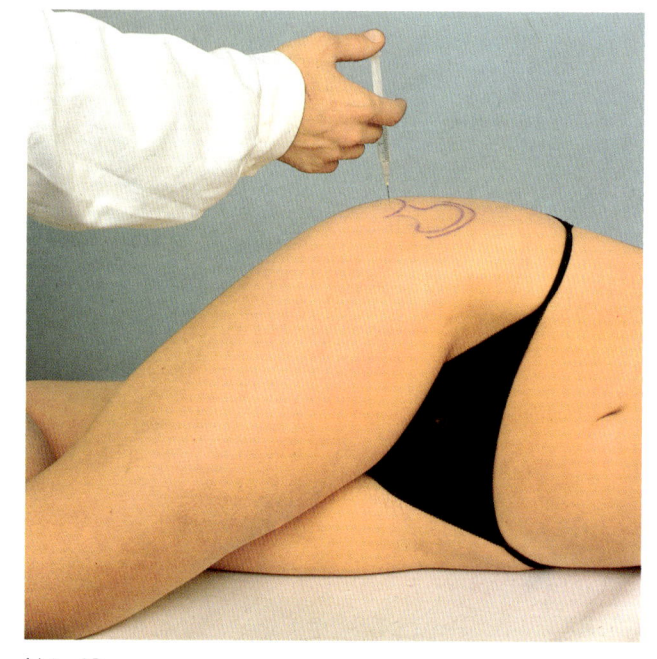

Abb. 43

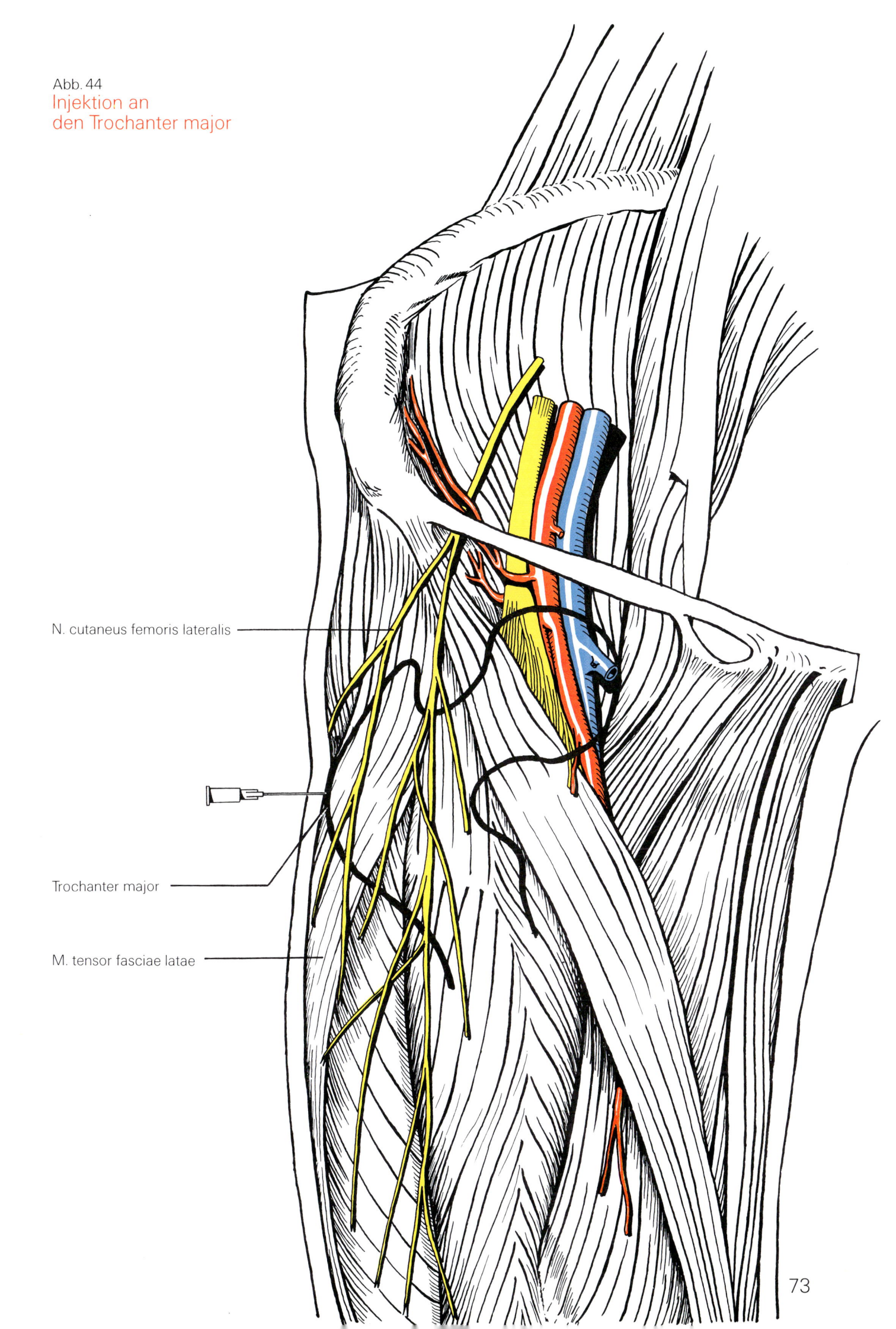

Abb. 44
Injektion an den Trochanter major

N. cutaneus femoris lateralis

Trochanter major

M. tensor fasciae latae

- Injektion in das Hüftgelenk und periartikuläre Infiltration
  Nadel: 0,8 x 80
  Menge: 5 ml intrakapsulär und 1–2 ml perikapsulär
  Einstichstelle: 3 Querfinger proximal des Trochanter major
  Einstichsrichtung: senkrecht zur Haut
  Einstichstiefe: am liegenden Patienten (Abb. 45) in 6 cm Tiefe den Kapselwiderstand überwinden und ein wenig zurückziehen, aspirieren und Xyloneural infiltrieren; zusätzlich wird eine perikapsuläre Infiltration empfohlen.

Da die Gefahr von intraartikulärer Kontamination besteht, ist es angezeigt, die intraartikuläre Injektion nur in diesen Fällen zu applizieren, wo die Injektion am Trochanter major keine Besserung bringt. Aseptische Maßnahmen sind in diesem Fall streng zu beachten.

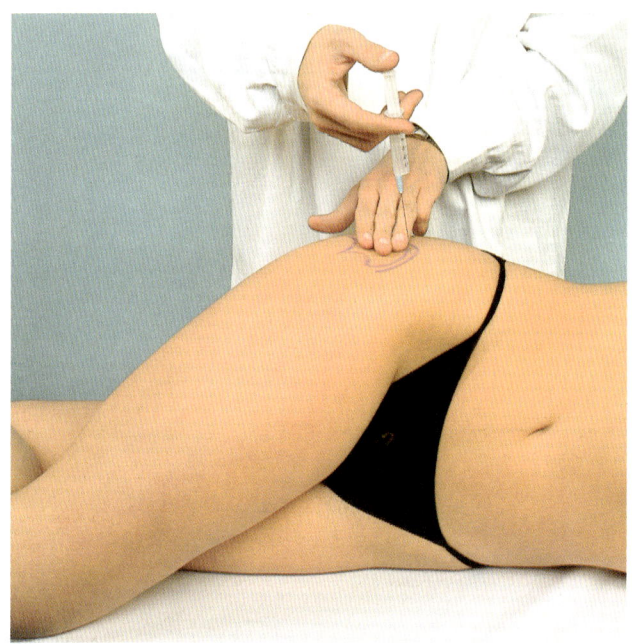

Abb. 45

Abb. 46
Injektion in
das Hüftgelenk

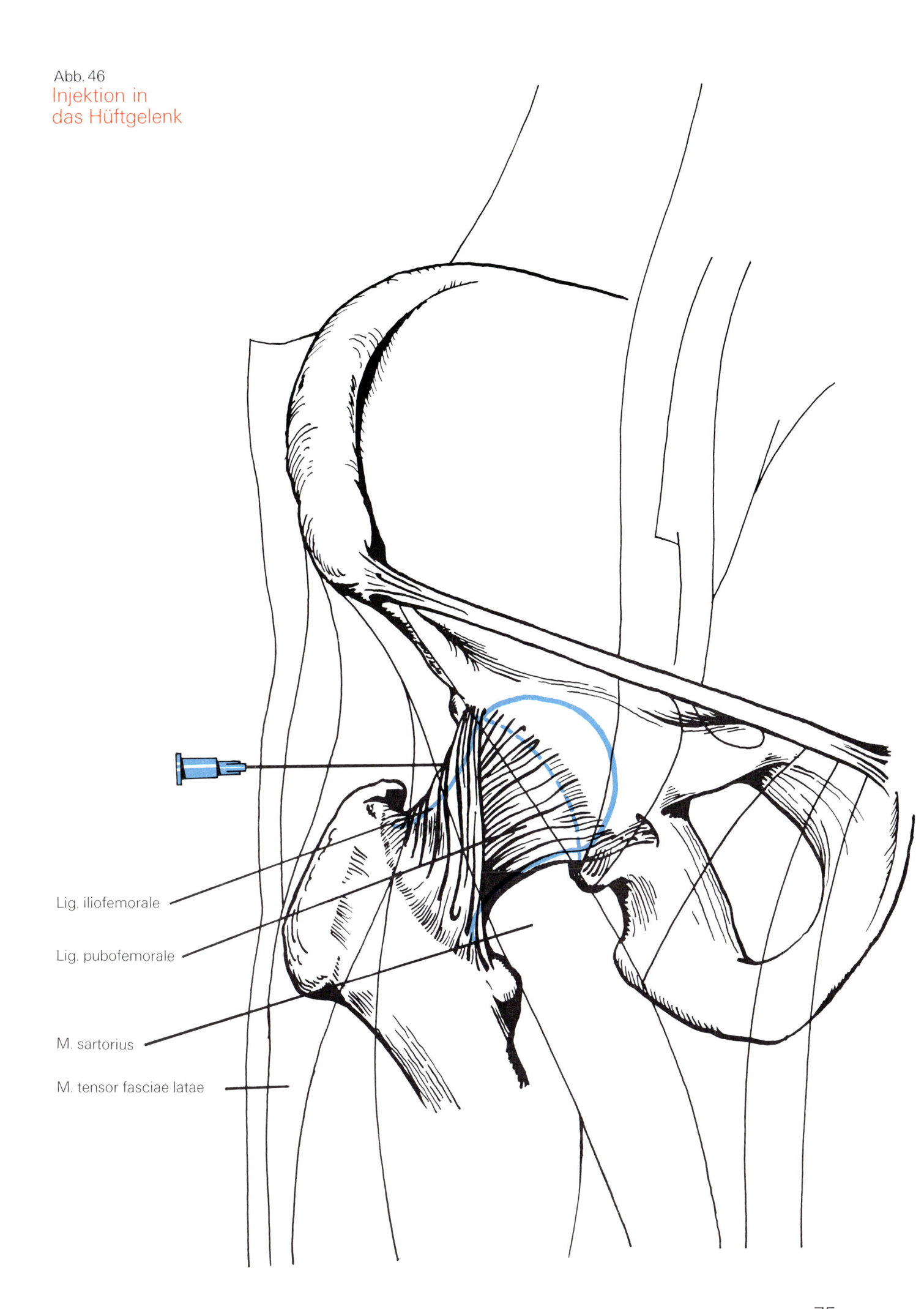

Lig. iliofemorale

Lig. pubofemorale

M. sartorius

M. tensor fasciae latae

2.2.4. Das schmerzhafte Kniegelenk

Zur Therapie sind Arthrosis, posttraumatische Beschwerden (z.B. Distorsionen), Zustände nach der Operation indiziert.

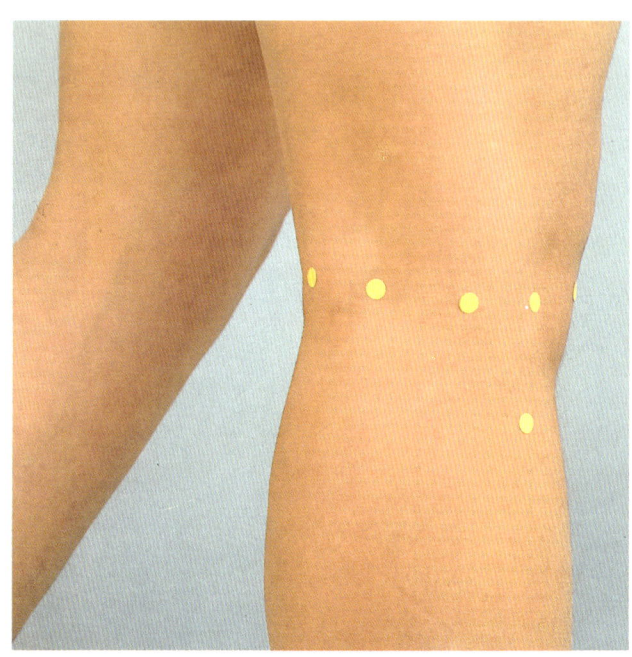

Abb. 47

Diagnostik:
Die Diagnose wird aufgrund des Röntgenbefundes, der Untersuchung und der Anamnese erstellt.

Injektionstechnik:
- Quaddeln in Gelenksspalthöhe
Nadel Nr. 0,4 x 20
Menge: 0,4 ml pro Quaddel
Einstichstelle: 5–6 Quaddeln in Gelenksspalthöhe rings um das Gelenk verteilt, auch in der Kniekehle sowie eine Quaddel am Akupunkturpunkt G34 (Abb. 47).

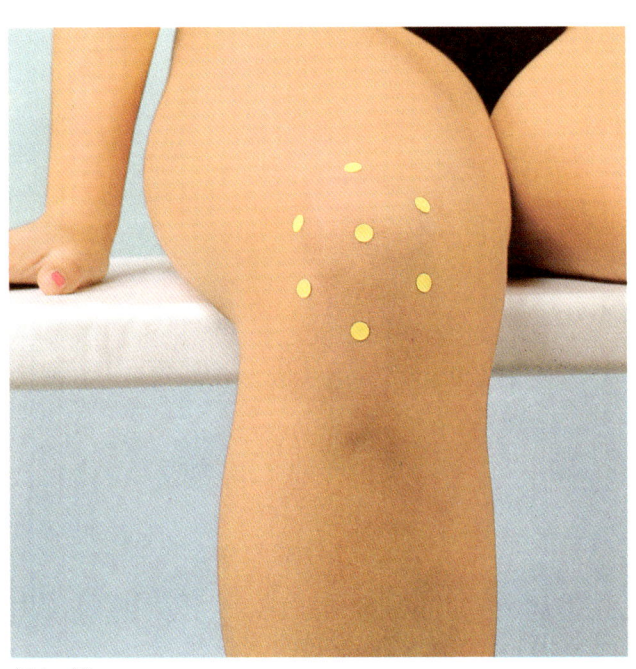

Abb. 48

- Quaddeln peripatellär (ca. 6–7) sowie eine Quaddel über dem Zentrum der Patella (Abb. 48).

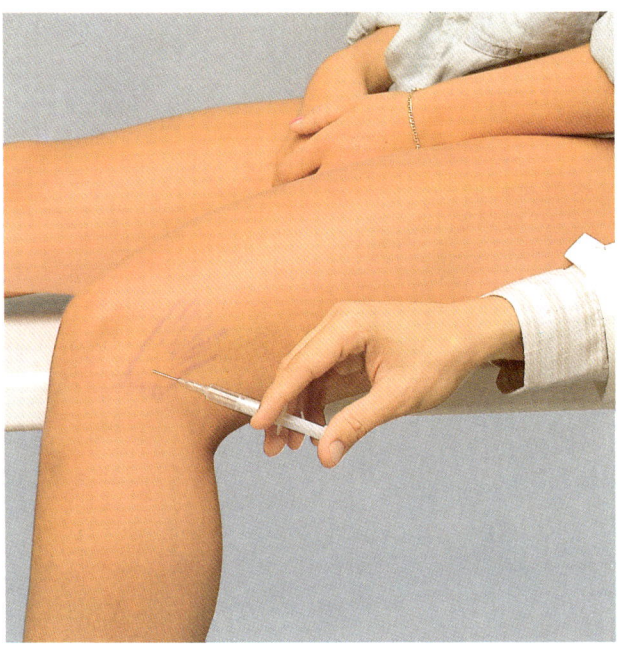

Abb. 49

- Präperiostale Infiltration der schmerzhaften Bandansätze (pes anserinus!) (Abb. 49).

- Injektion in das Kniegelenk
a) Zugang von medial oder lateral:
   Der Patient befindet sich in Rückenlage, das Knie leicht gebeugt (Rolle unterlegen).
   Am Übergang vom mittleren zum unteren Drittel der Patella wird zwischen deren medialem oder lateralem Rand und dem Condylus femoris horizontal eingestochen, die Nadel befindet sich nach maximal 3–5 cm intraartikulär (Abb. 50).
   Menge: 2 ml.

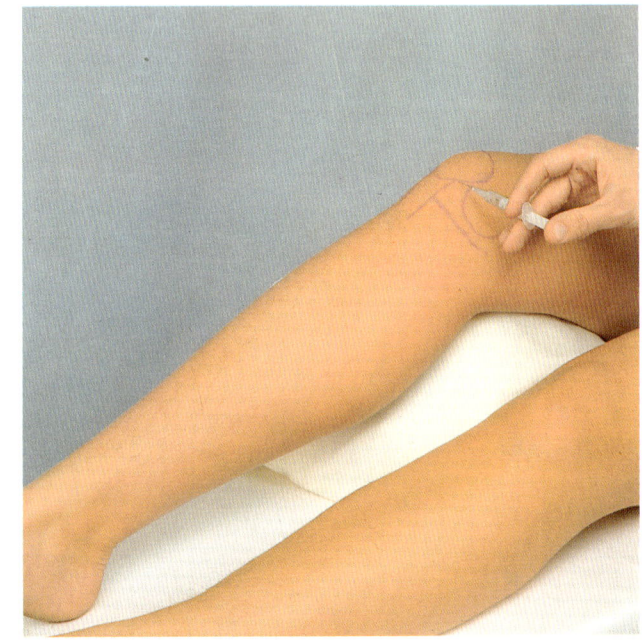

Abb. 50

Da die Gefahr einer intraartikulärer Kontamination besteht, soll die Injektion in das Kniegelenk *nur vom Spezialisten* durchgeführt werden. Aseptische Maßnahmen sind in diesem Fall streng zu beachten!

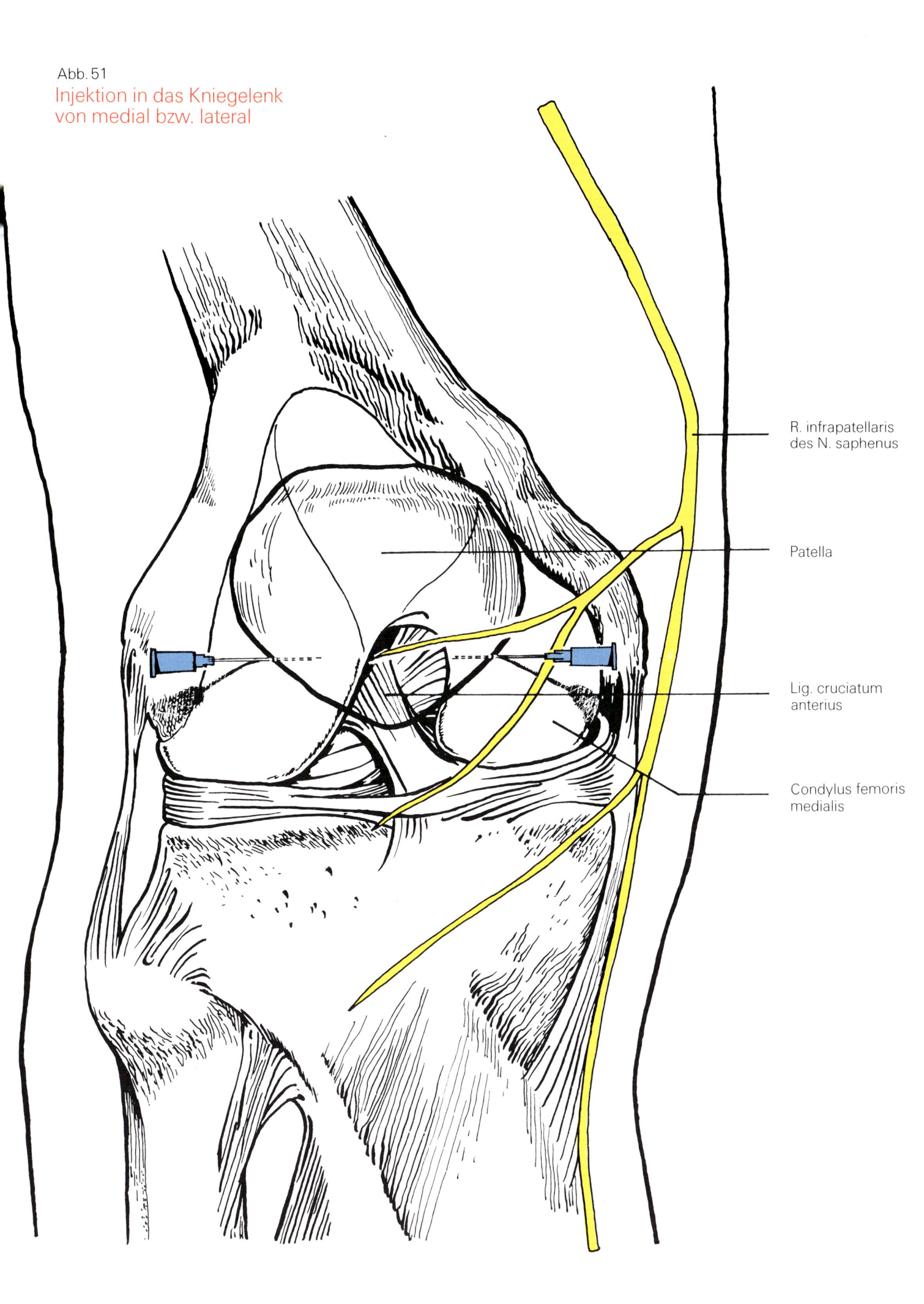

Abb. 51
Injektion in das Kniegelenk von medial bzw. lateral

R. infrapatellaris des N. saphenus

Patella

Lig. cruciatum anterius

Condylus femoris medialis

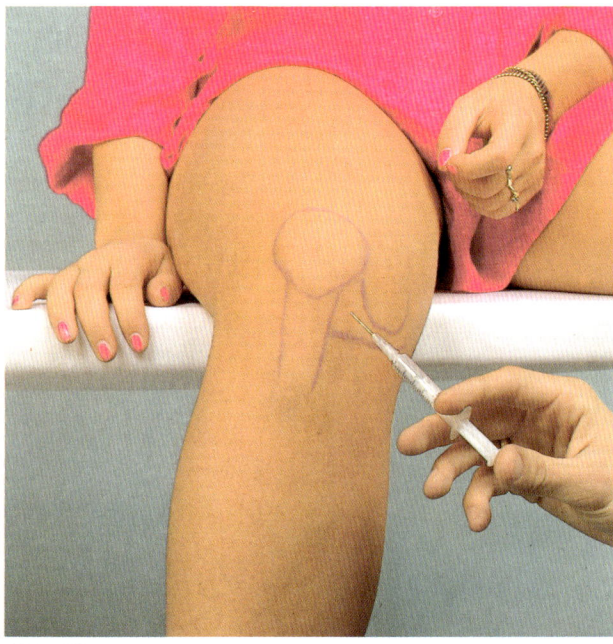

Abb. 52

M. vastus lateralis

M. biceps femoris

Patella

Lig. cruciatum posterius

Lig. cruciatum anterius

Meniscus medialis

Lig. patellae

b) Zugang von ventromedial:
Der Patient sitzt auf dem Untersuchungstisch, der Unterschenkel hängt entspannt herab. Knapp medial des Ligamentum patellae und lateral des Condylus femoris medialis befindet sich ein Grübchen. Dort wird in einem Winkel von 60° (bei leicht medialer Richtung auf die Eminentia intercondylaris zu) in das Gelenk eingegangen (Abb. 52).
Menge: 2 ml

Zusätzlich empfiehlt sich die Infiltration der Fossa poplitea.

Hinweis:
Spätestens nach erfolgloser Behandlung sollte ein Herdgeschehen mit Ausstrahlungsschmerz ausgehend vom kleinen Becken und Urogenitaltrakt in Betracht gezogen werden (Anamnese!).

Abb. 53
Kniegelenk –
rechts

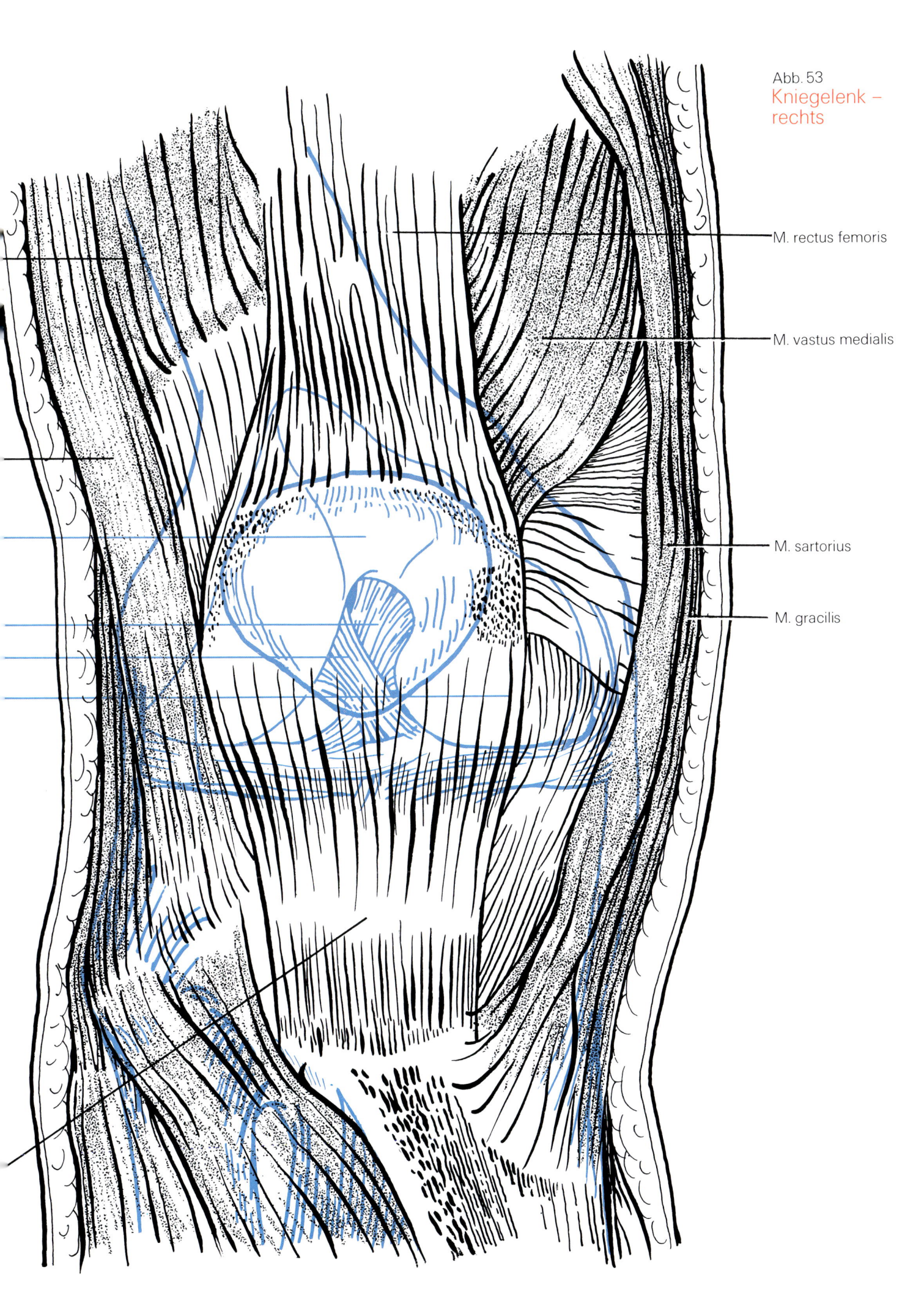

M. rectus femoris

M. vastus medialis

M. sartorius

M. gracilis

81

2.3. Beschwerden im Kopfbereich

2.3.1. Kopfschmerzen und Migräne

Kopfschmerzen und Migräne sind Symptomenkomplexe, deren Ursachen nur nach eingehender Anamnese festzustellen sind.

Beide lassen sich jedoch sehr schnell (seien sie organischer oder funktioneller Genese) durch eine gezielt und fachgerecht durchgeführte Neuraltherapie bessern.

Trotz der Besserung darf jedoch bei organischen Veränderungen neben der Schmerzlinderung nicht die Behandlung der primären Ursache fehlen!

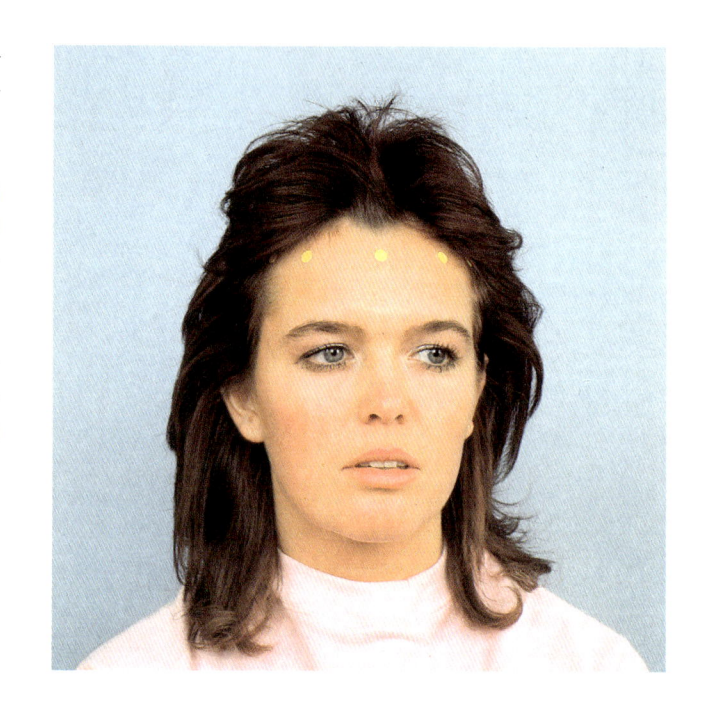

Injektionstechnik:
Cave: Speziell bei der Therapie im Kopfbereich wird nochmals auf den unbedingt *lege artis* durchzuführenden Aspirationstest hingewiesen (s. S. 37 Injektionstechnik-Infiltration)!

- Schläfenbein oder Scheitelbeingegend (Standardbehandlung bei Kopfschmerzen)
  Nadel Nr. 0,4 x 20
  Menge: 0,2 – 0,5 ml
  Einstichstelle: Der vom Patienten angegebene locus dolendi. Senkrecht zur Haut einstechen, nach Periost-Kontakt aspirieren, dann Injektion.

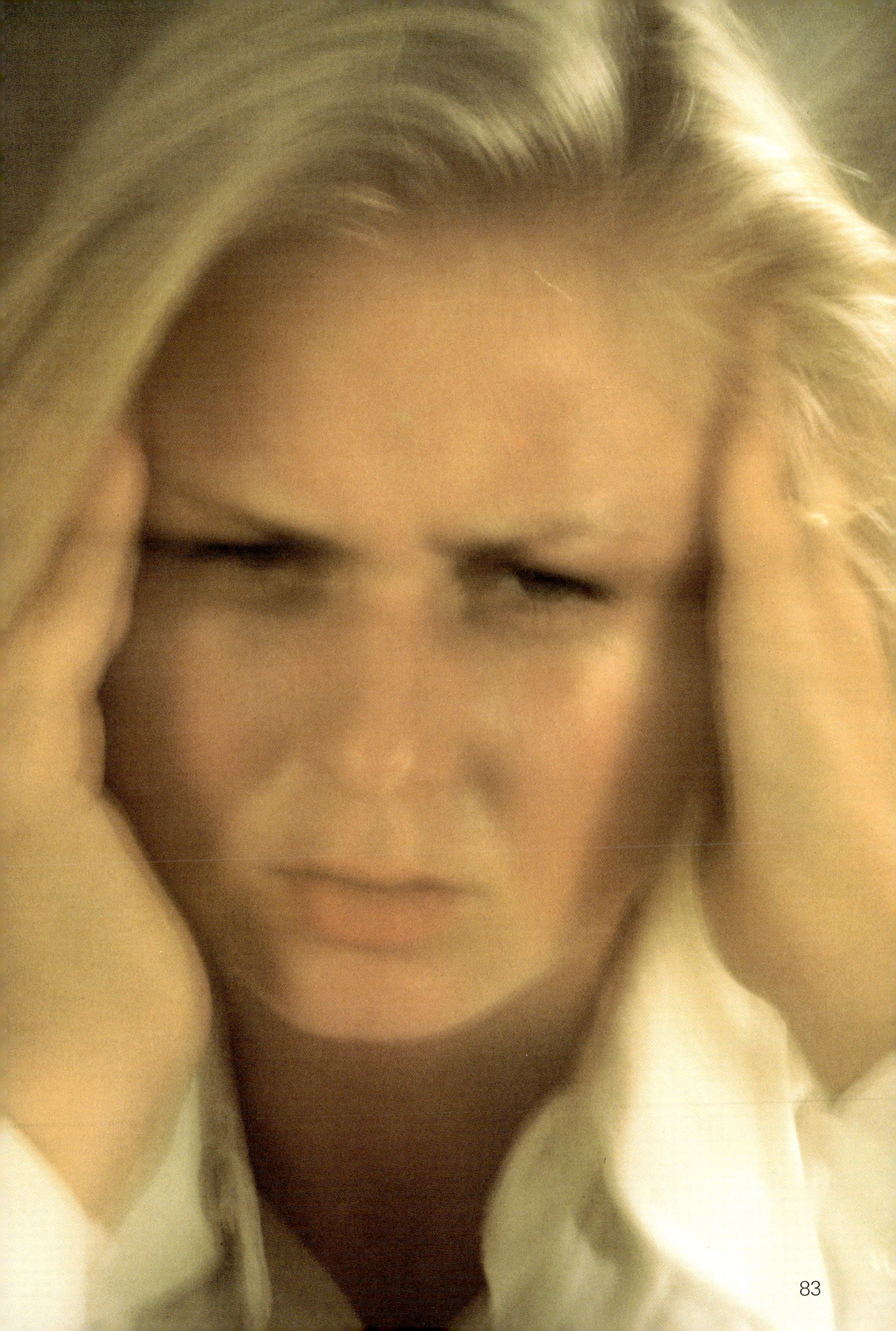

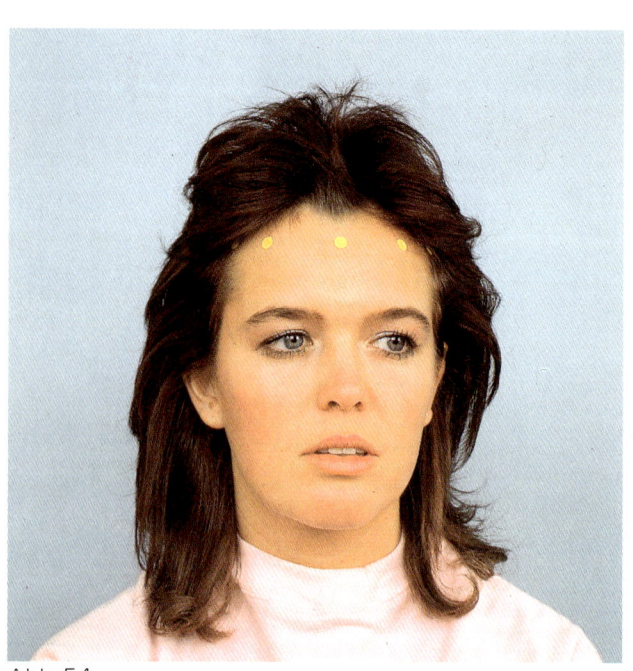

Abb. 54

- Der ‹Dornenkranz› oder das ‹Dornenhaupt›
  Nadel Nr. 0,4 x 20
  Menge: 0,2–0,5 ml pro Infiltration
  Einstichstellen: An der größten Schädelzirkumferenz wird in Abständen von 2–3 cm unter die Kopfschwarte infiltriert (Abb. 54).

Zu achten ist auf den Ramus parietalis und den Ramus frontalis der Arteria temporalis superficialis, deren Lage jedoch durch Pulsation leicht festgestellt wird (Abb. 55).

Nicht unerwähnt soll bleiben, daß Leriche die Umspritzung der Arteria temporalis, facialis und occipitalis bei Arteriitis temporalis und Migräne empfahl, M. Dosch bei dieser Indikation auch die Infiltration in die Arteria temporalis superficialis anrät.

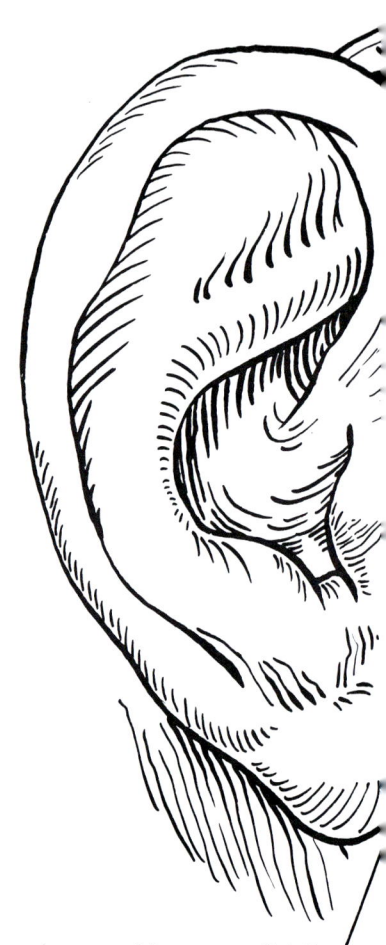

Ln. parotideus superficialis

A. temporalis superficialis

V. temporalis superficialis

Gl. parotidea

Abb. 55
Regio temporalis

N. auriculotemporalis

R. parietalis
d. A. temporalis superficialis

V. temporalis superficialis

R. frontalis
d. A. temporalis superficialis

Rr. zygomatici

und

Rr. temporales des Pl. parotideus

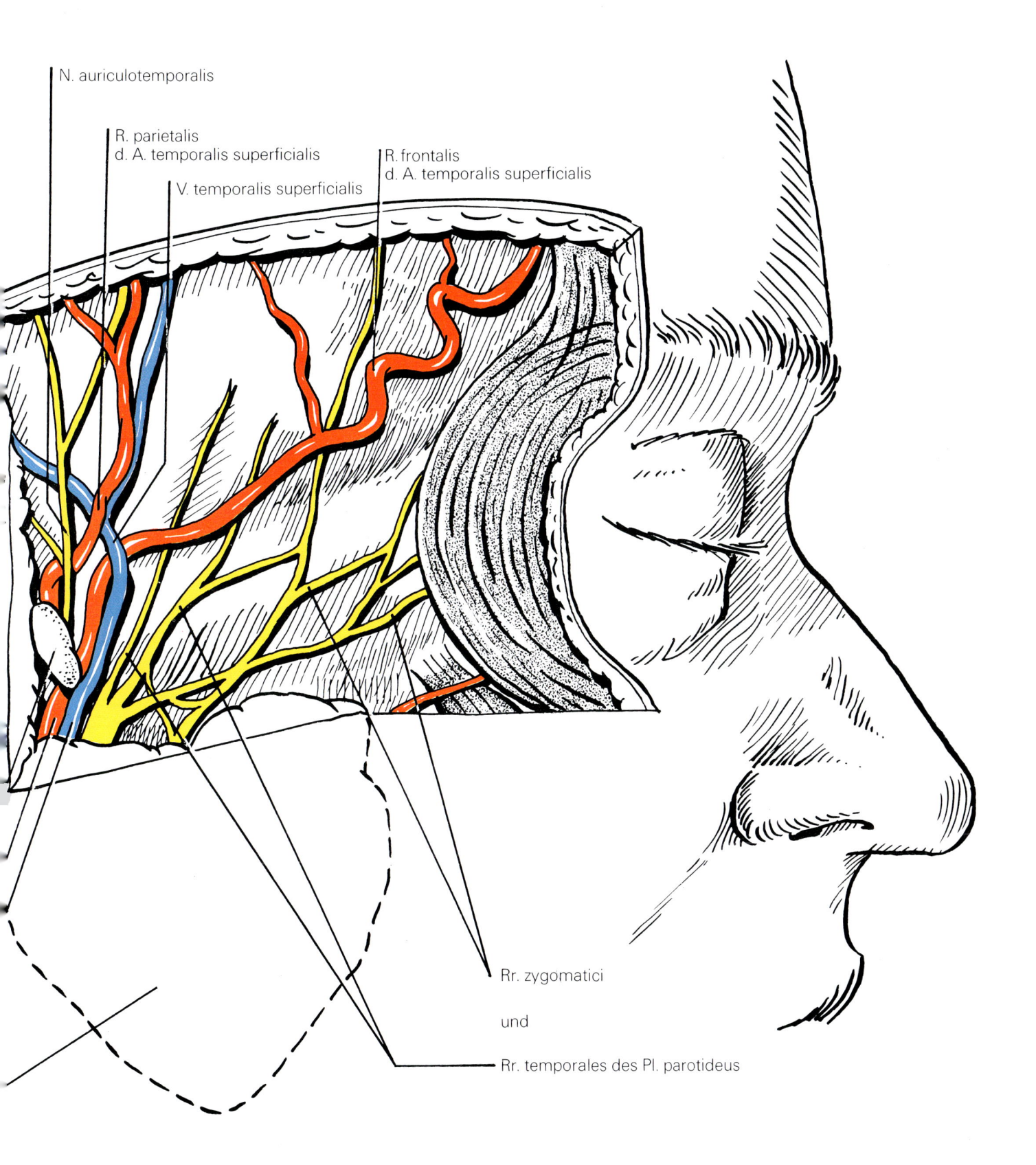

85

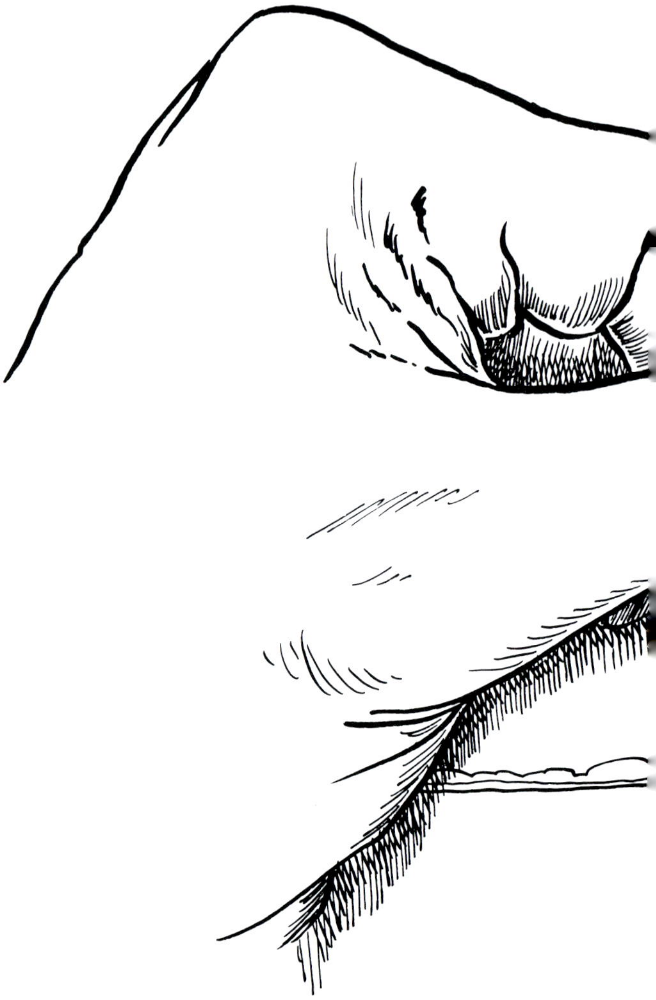

- Nervi supraorbitales, Ramus lateralis
  (bei Schmerzhaftigkeit der Austrittspunkte, Sinusitis frontalis, Frontneuralgien u.a.)
  Nadel Nr. 0,4 x 20
  Menge: bis 0,4 ml
  Einstichstelle: Incisura supraorbitalis

Etwas medial des oberen Orbitarandes tastet man mit dem Daumen die Inzisur, sticht vor dem Daumen kraniomedial bis zum Periostkontakt ein und injiziert das Neuraltherapeutikum (Abb. 56).

Eine Verletzung der Arteria supraorbitalis kann ein Hämatom zur Folge haben. Die in der Nähe verlaufende Vena supratrochlearis setzt sich in die Vena ophtalmica superior fort, welche mit dem Sinus cavernosus in Verbindung steht – Vorsicht daher bei Behandlungen von Patienten mit unreiner Haut (Keimverschleppung!).

Das gute Diffusionsvermögen von Xyloneural gewährleistet gute Effizienz auch bei supraorbital lokalisierten präperiostalen Infiltrationen in der Umgebung der Inzisur.

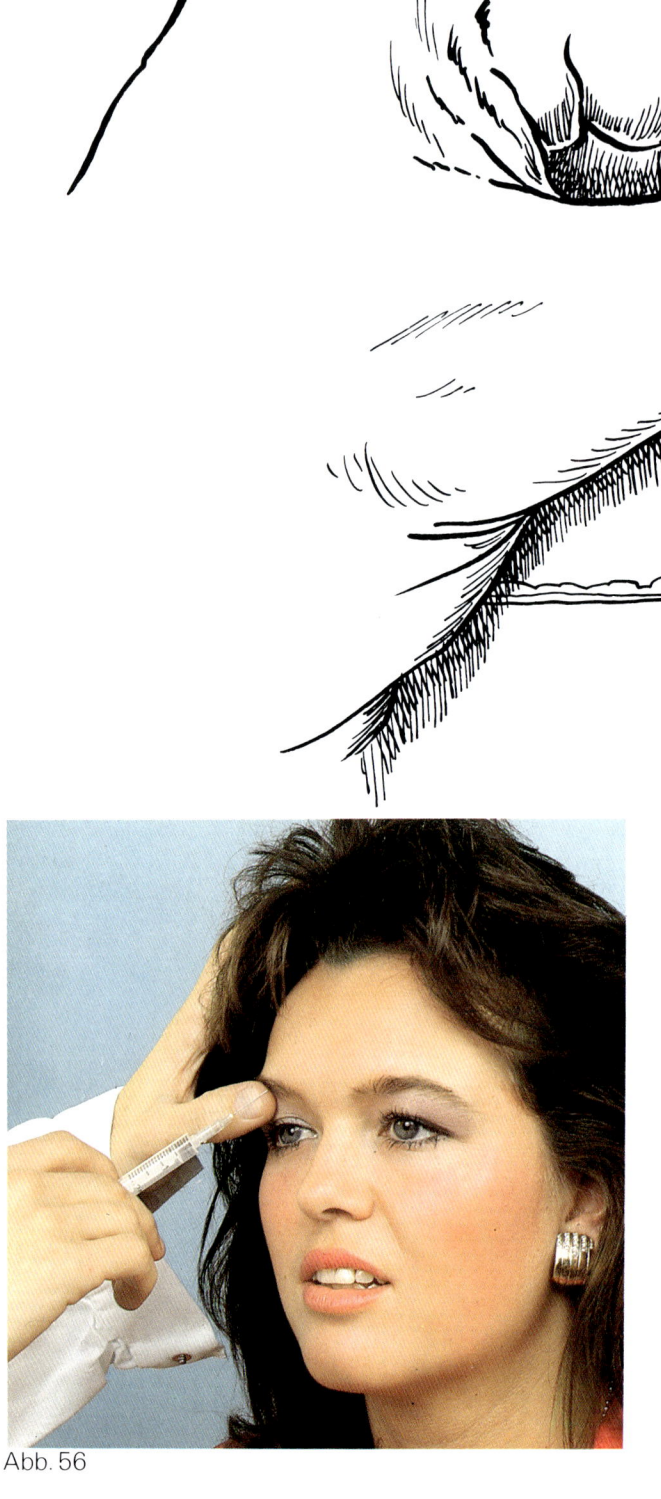

Abb. 56

Abb. 57
Infiltration der
Regio supraorbitalis

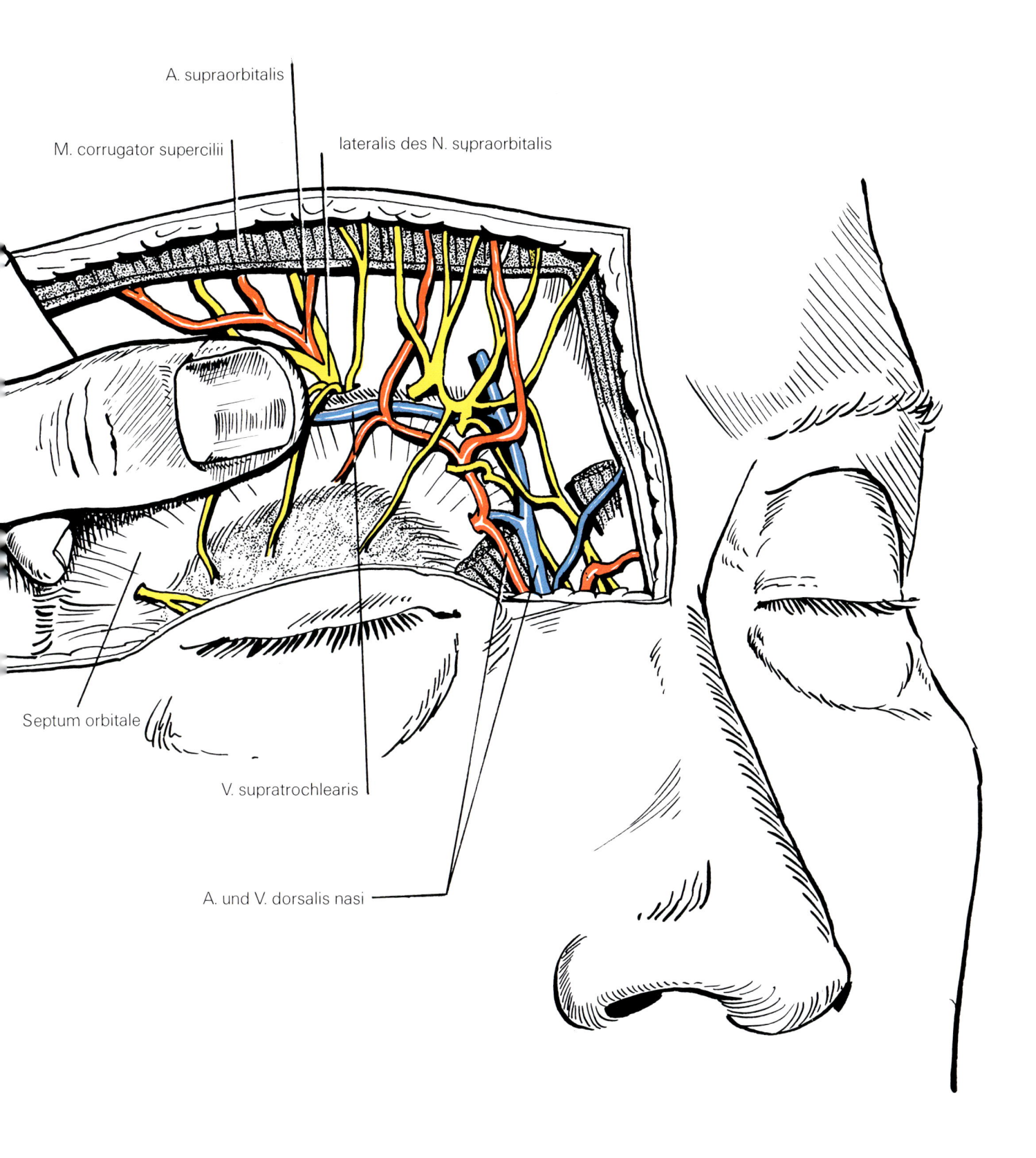

- Nervi occipitales majores
(speziell bei Hinterkopfschmerz und bisher erfolgloser Behandlung des Zervikalsyndroms)
Nadel Nr. 0,4 x 20
Menge: 0,5 ml
Einstichstelle: Austritt des Nervus occipitalis major unter dem Sehnenbogen zwischen Ansatzstelle des Musculus trapezius und sternocleidomastoideus, medial der pulsierenden Arteria occipitalis ca. 2–3 fingerbreit paramedian (Abb. 58).

Man findet diese Stelle auch, wenn man eine Transversallinie von der Mitte einer Ohrmuschel zur anderen drittelt, am Übergang vom äußeren zum mittleren Drittel.

- (Intravenöse und) Paravenöse Applikation (Standardbehandlung bei Kopfschmerzen)
Nadel Nr. 0,4 x 20
Menge 1 ml i.v. und 0,2 ml paravenös
Einstichstelle: Vena cubitalis

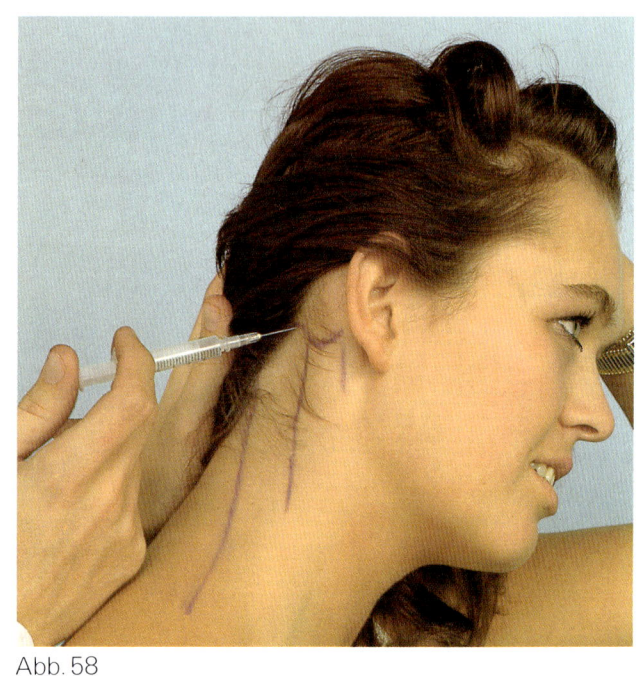

Abb. 58

Hingewiesen sei auf die sorgfältige Untersuchung zur Abgrenzung von einem ausstrahlenden Nacken-Schulter-Arm-Geschehen.

Der therapeutische Ansatzpunkt ist durch palpatorische Exploration der Maximalpunkte festzustellen.

Abb. 59
Injektion an den Nervus occipitalis major

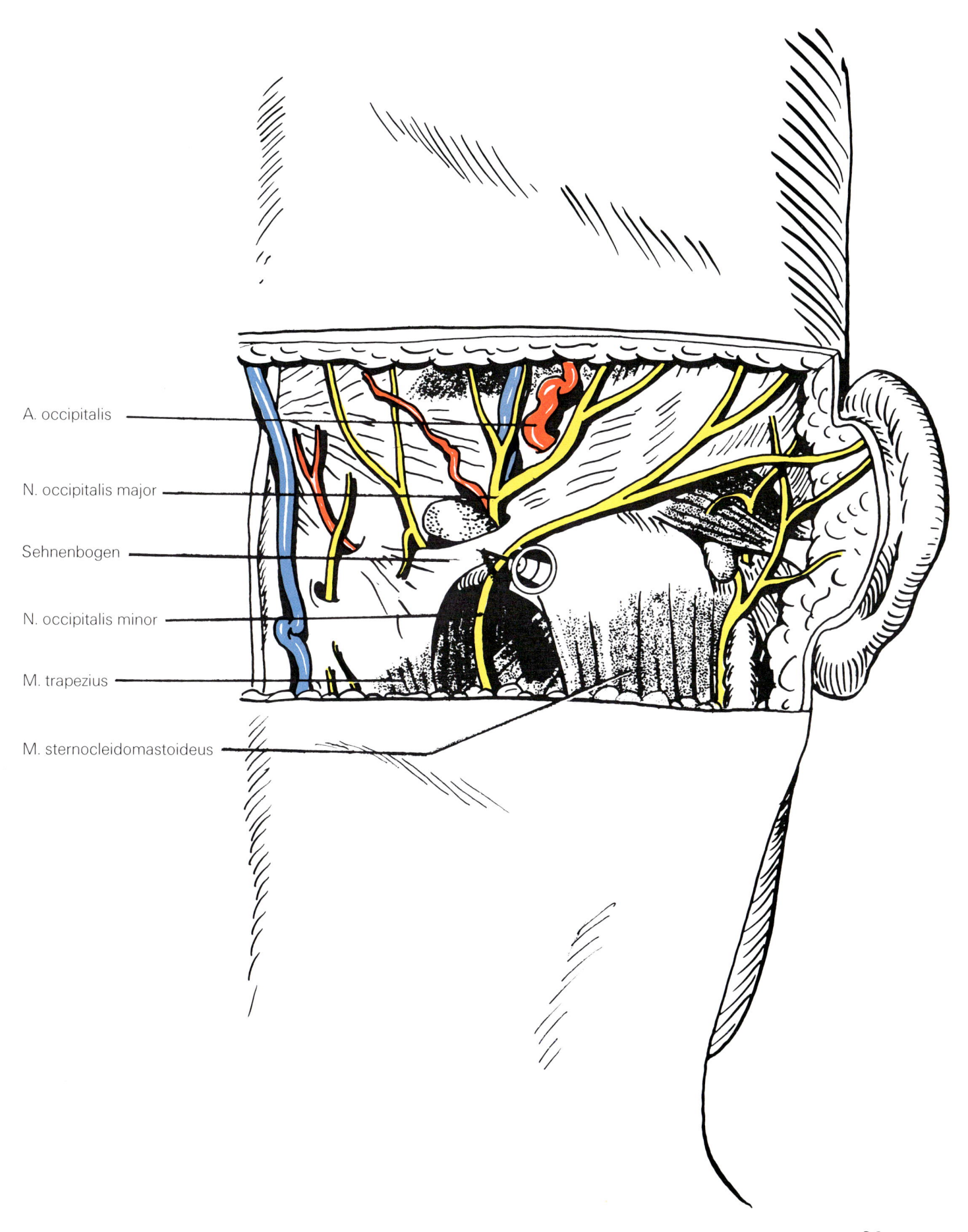

- A. occipitalis
- N. occipitalis major
- Sehnenbogen
- N. occipitalis minor
- M. trapezius
- M. sternocleidomastoideus

89

2.3.2. Tinnitus aurium

Viele Menschen leiden ständig oder zeitweise an Tinnitus. Die Therapie ist dabei oft sehr schwierig. Die neuraltherapeutische Behandlung weist im Vergleich zu der herkömmlichen rein medikamentösen Therapie eine beträchtlich höhere Heilungsrate auf.

Diagnostik:
Es wird dann von Tinnitus aurium gesprochen, wenn Geräusche oder Töne ohne erkennbare externe Schallwelle gehört werden. Man unterscheidet zentrale und kochleare Ursachen. Für eine kochleare Ursache spricht ein tonaler Charakter und ein aus wenigen Frequenzen bestehender Tinnitus.
Für eine zentrale Ursache ist ein breites Frequenzspektrum typisch.

Injektionstechnik:
- Injektion an das Mastoid
Nadel Nr. 0,4 x 20
Menge: 0,2 ml für Quaddel und 0,5 ml für Infiltration
Einstichstelle: Processus mastoideus
Einstichtiefe: Es wird eine Hautquaddel gesetzt, durch diese bis an das Periost vorgegangen und infiltriert (Abb. 60).

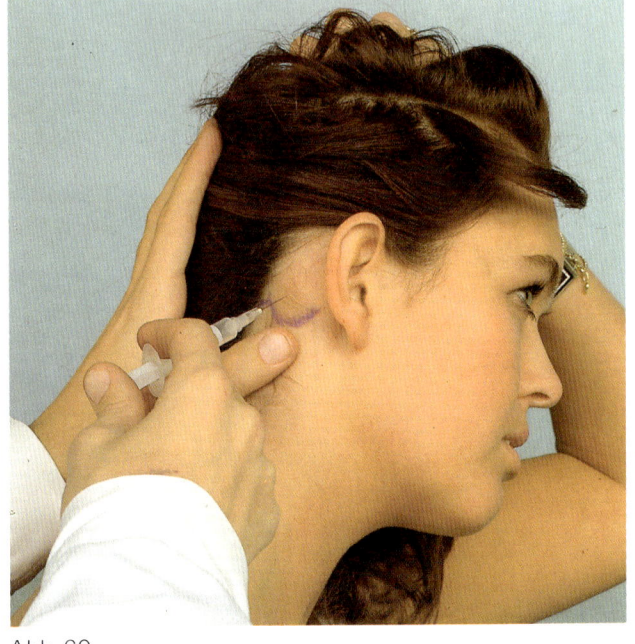

Abb. 60

Abb. 61
Injektion an das Mastoid

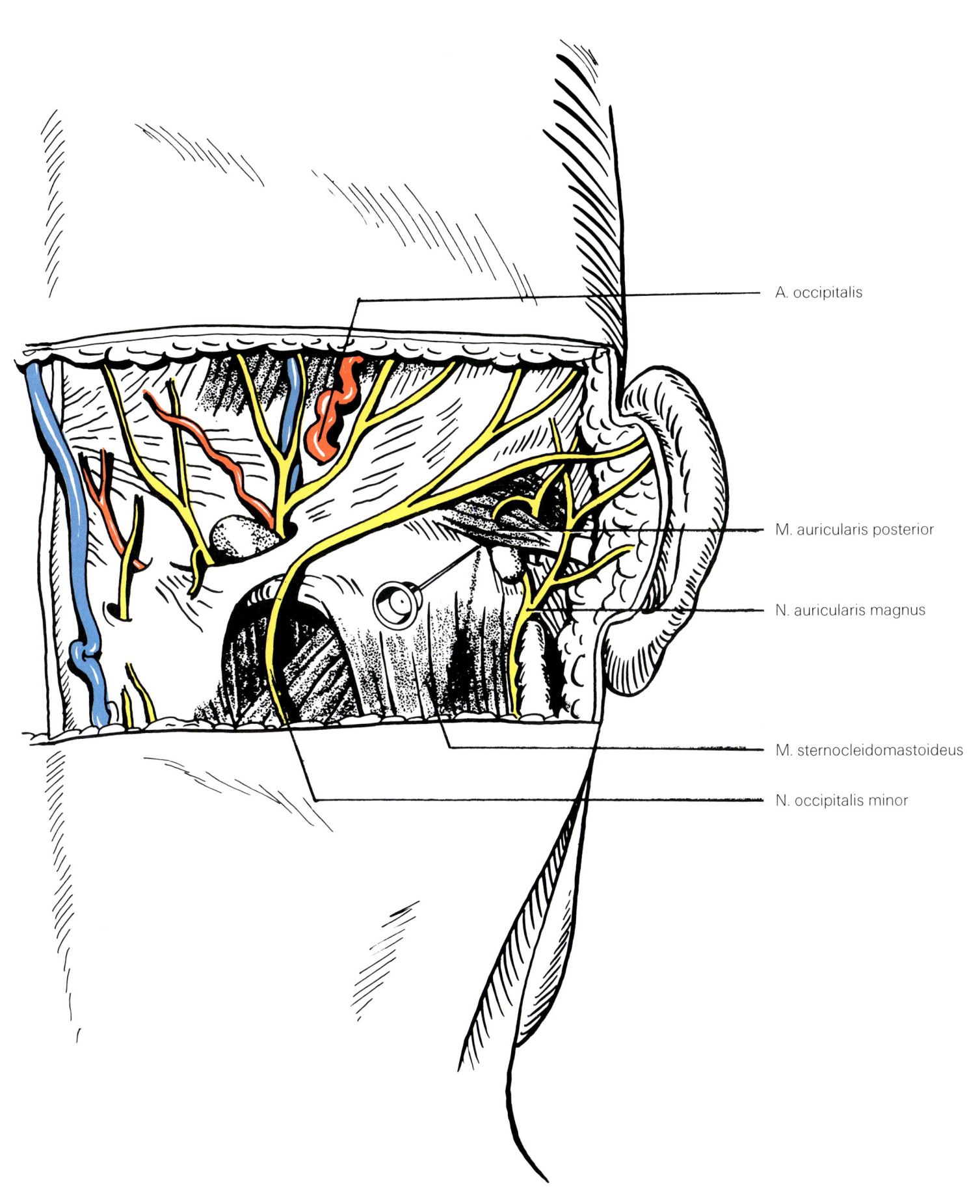

- A. occipitalis
- M. auricularis posterior
- N. auricularis magnus
- M. sternocleidomastoideus
- N. occipitalis minor

- Injektion an das ‹Tor des Ohres› (Akupunkturpunkt 3E 23)
  Nadel Nr. 0,4 × 20
  Menge: 0,2 ml (Quaddel)
  Einstichstelle: Der Punkt liegt in dem Grübchen zwischen Tragus und oberem Ohrmuschelansatz (Abb. 62).
  Vorsicht auf die Arteria temporalis superficialis (siehe auch Abb. 55)!

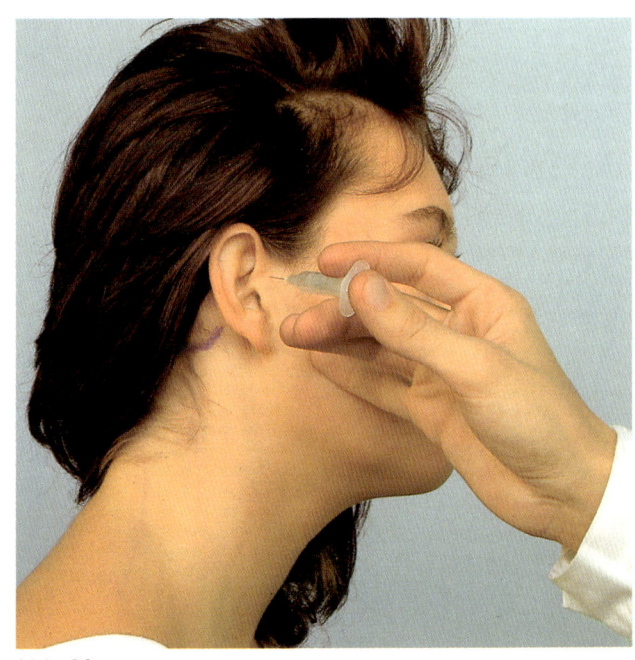

Abb. 62

Anthelix

Helix

Scapha

Abb. 63
Injektion an
das ‹Tor des Ohres›

Tragus

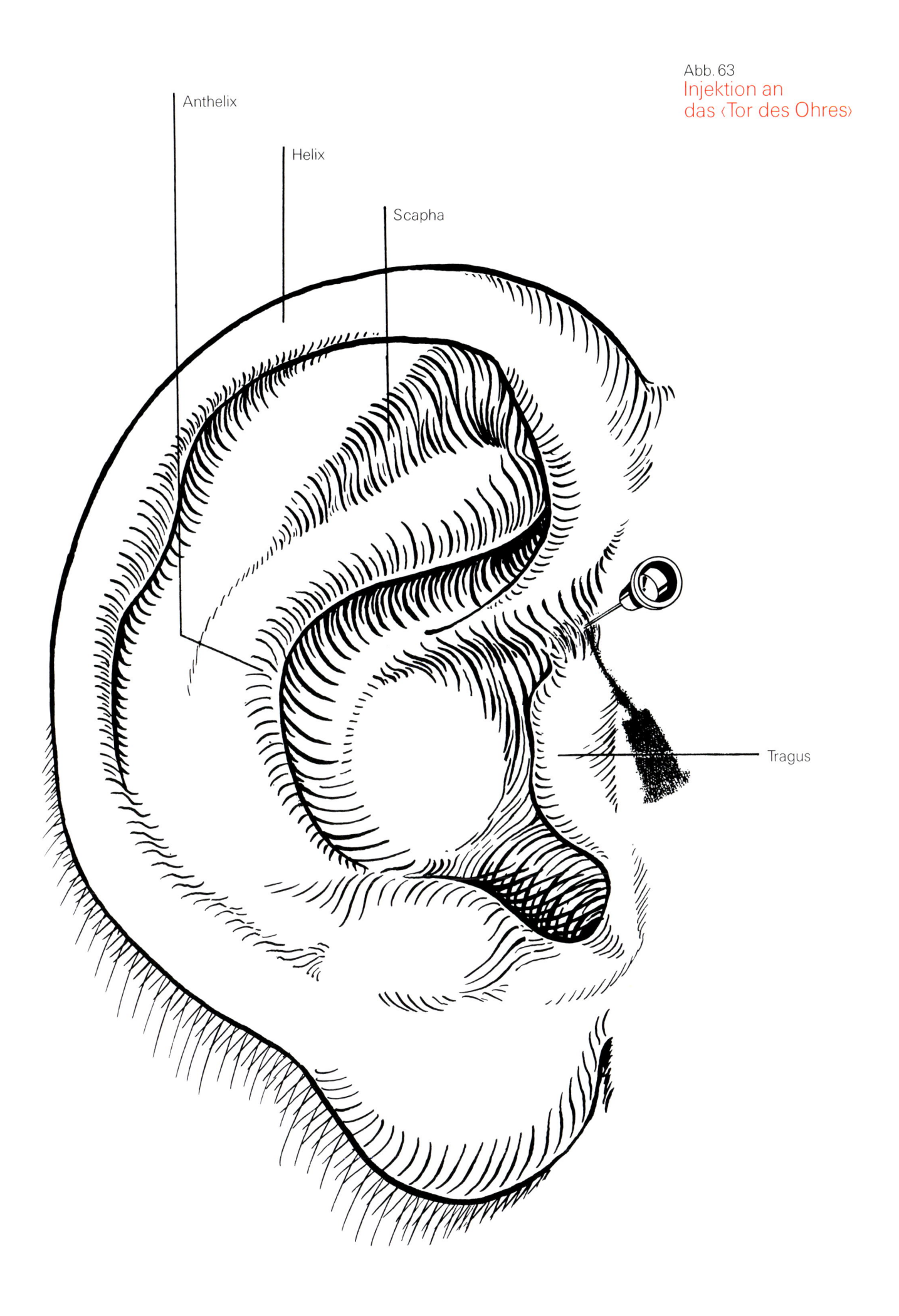

Porus acusticus   Os zygomaticum

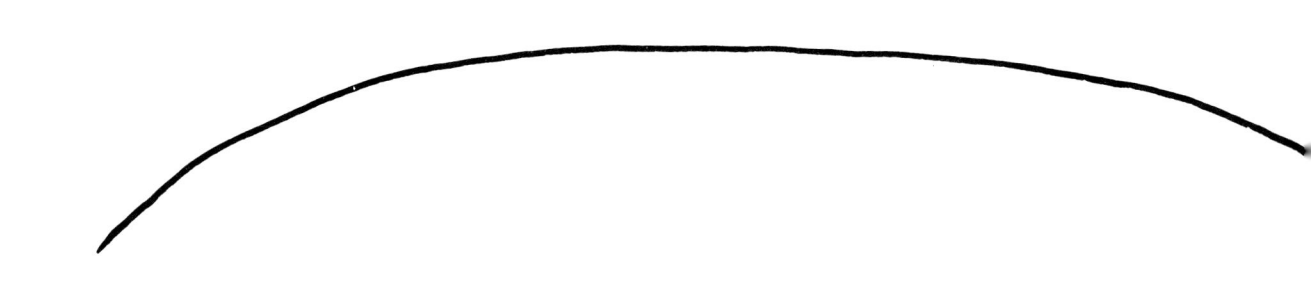

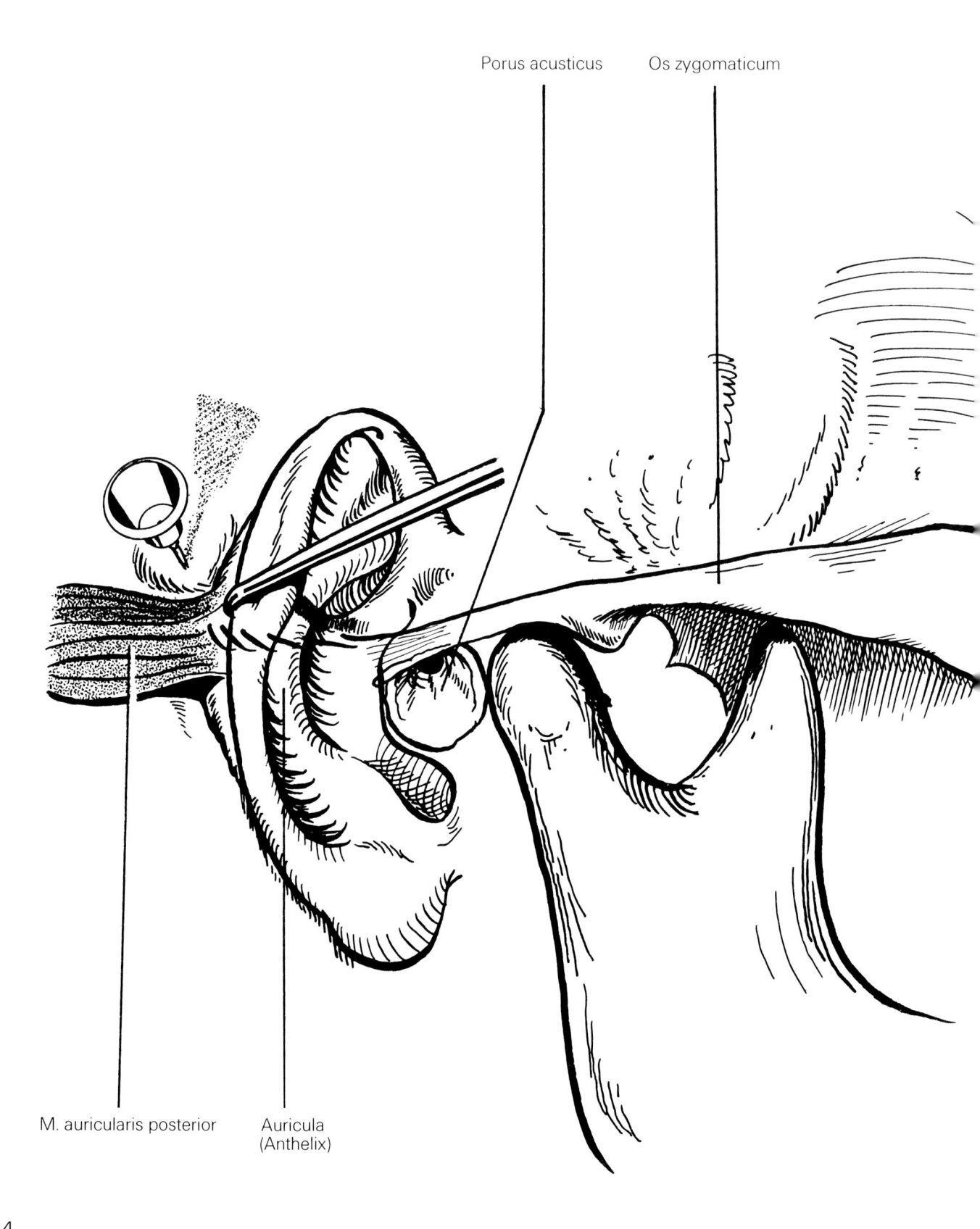

M. auricularis posterior   Auricula (Anthelix)

94

Abb. 64
Quaddelung dorsokranial
des Gehörganges

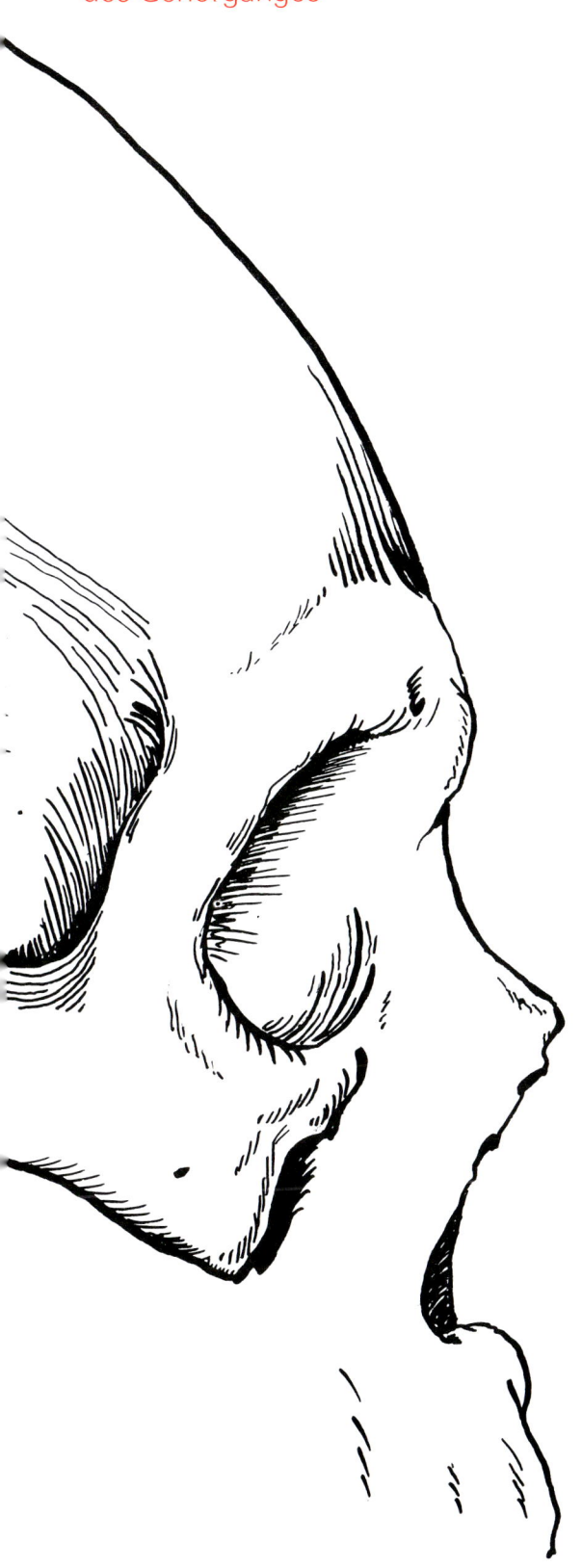

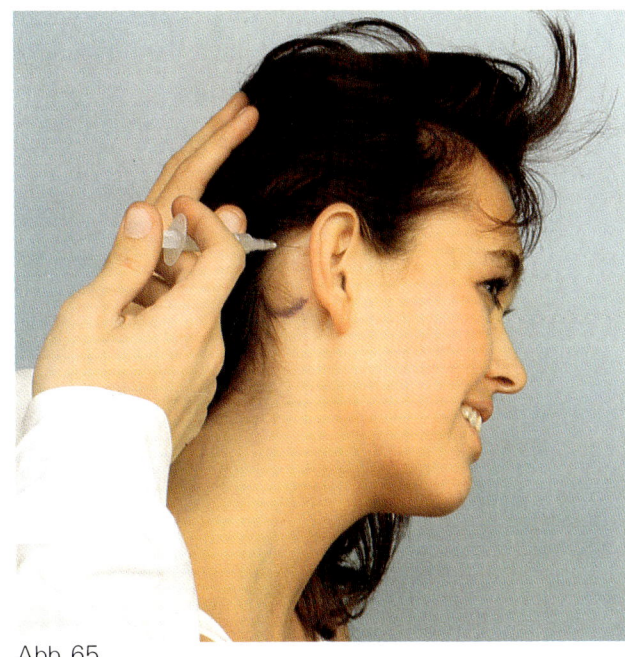

Abb. 65

- Quaddel dorsokranial des Gehörganges
  Nadel Nr. 0,4 x 20
  Menge: 0,2 ml
  Einstichstelle: Dorsokranial des Gehörganges, oberhalb der Crista supramastoidea, dort, wo ein deutliches Grübchen zu tasten ist (Abb. 65). Orientierung – etwa auf Verlängerungslinie des Jochbeinbogens.

Immer auch an die Behandlung eines ‹Störfeldes› denken!

2.4. Behandlung des «Störfeldes»

2.4.1. Zähne

Bei der Störfeldsuche ist auf keinen Fall der gynäkologische bzw. andrologische Raum zu vernachlässigen, deren Behandlung jedoch zu den invasiveren Methoden gehört und daher den Rahmen dieser ‹Einführung› sprengen würde.

Alle toten, verlagerten oder beherdeten Zähne, Granuloma periapicalis, Wurzelreste aber auch reaktive alveoläre Periostitiden nach Zahnextraktionen können zum Störfeld werden. Bei Störfeldverdacht sind alle verdächtigen Zähne in einer Sitzung zu testen (‹Huneke-Test›).

Diagnostik:
Die neuraltherapeutisch zahnärztliche Untersuchung und der Röntgenbefund sind erforderlich.

Injektionstechnik:
Es wird angeraten, speziell bei dieser Indikation Zylinderampullenspritzen oder ähnliche Systeme (z.B. Ligmaject®, Citoject® u.a.) zu verwenden.
Nadel Nr. 0,4 x 20
Menge: 0,2–0,4 ml
Einstichstelle: Es wird sowohl von der palatinalen bzw. lingualen als auch von der bukkalen Seite in Höhe der Wurzelspitzen infiltriert (Abb. 66, 67).
Einstichstiefe: von submukös bis an das Periost.

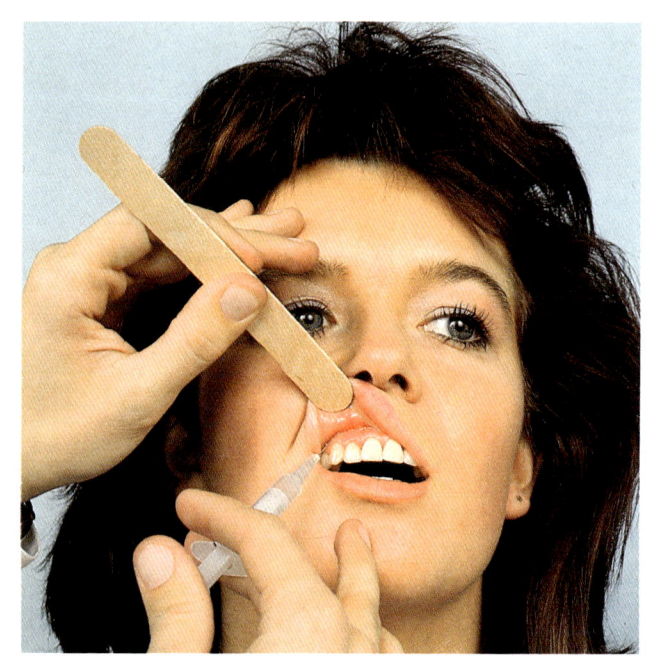

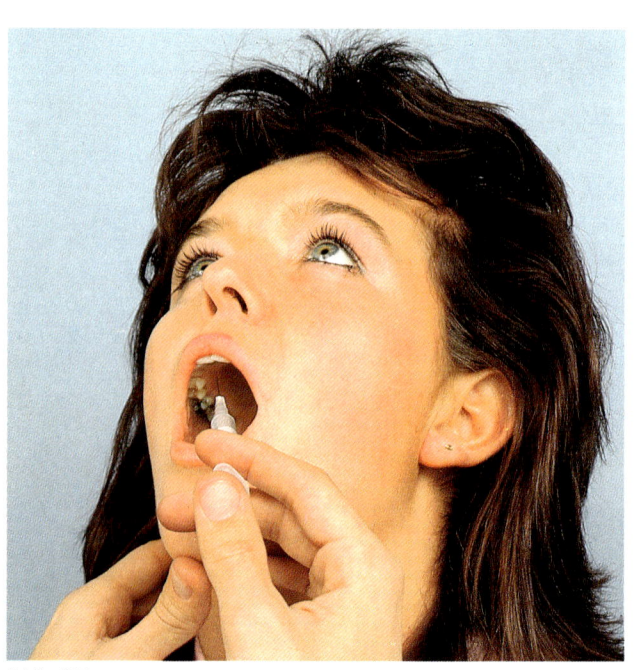

Abb. 67

Abb. 68
Injektion an
die Wurzelspitzen

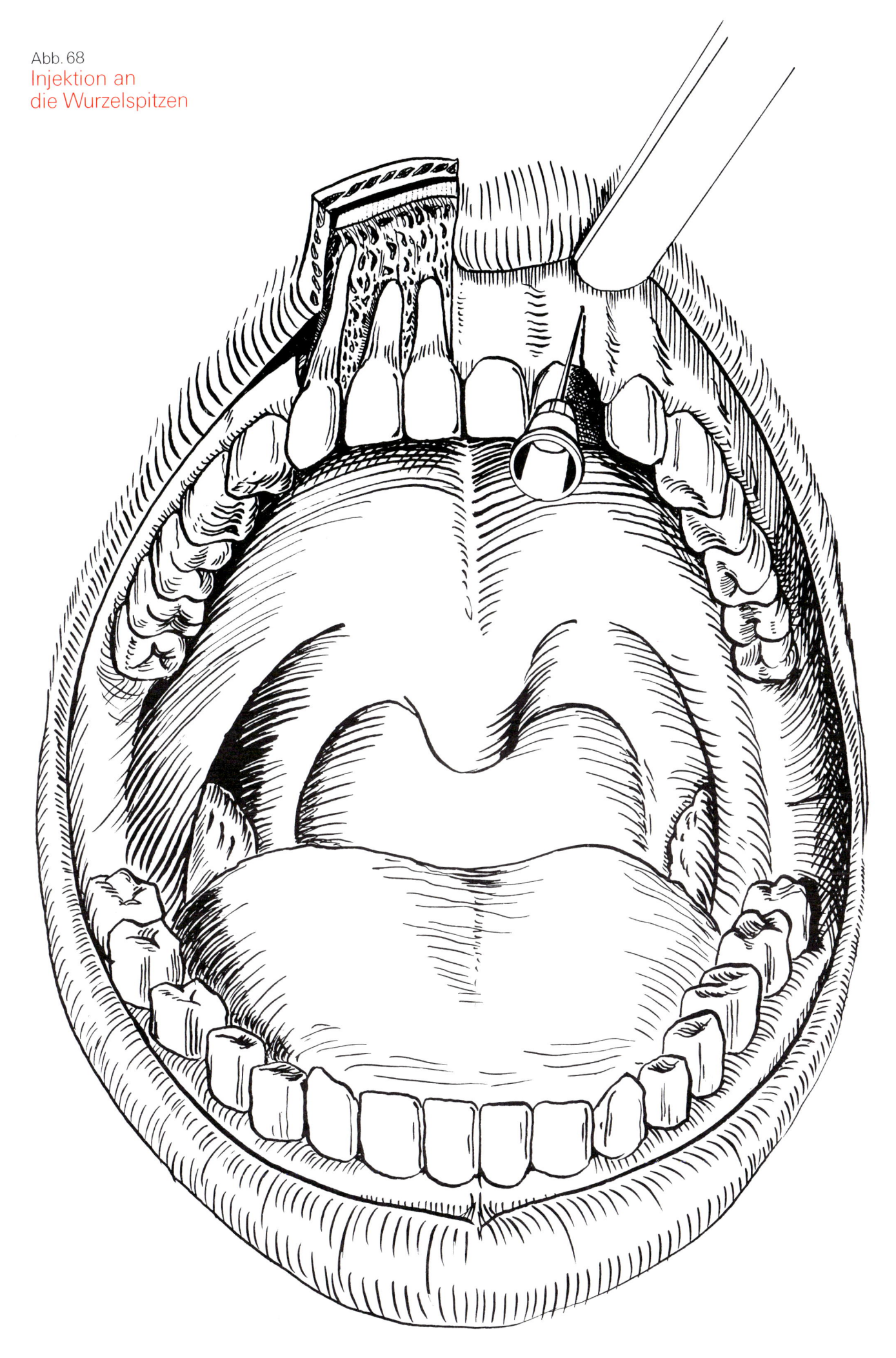

2.4.2. Tonsillen

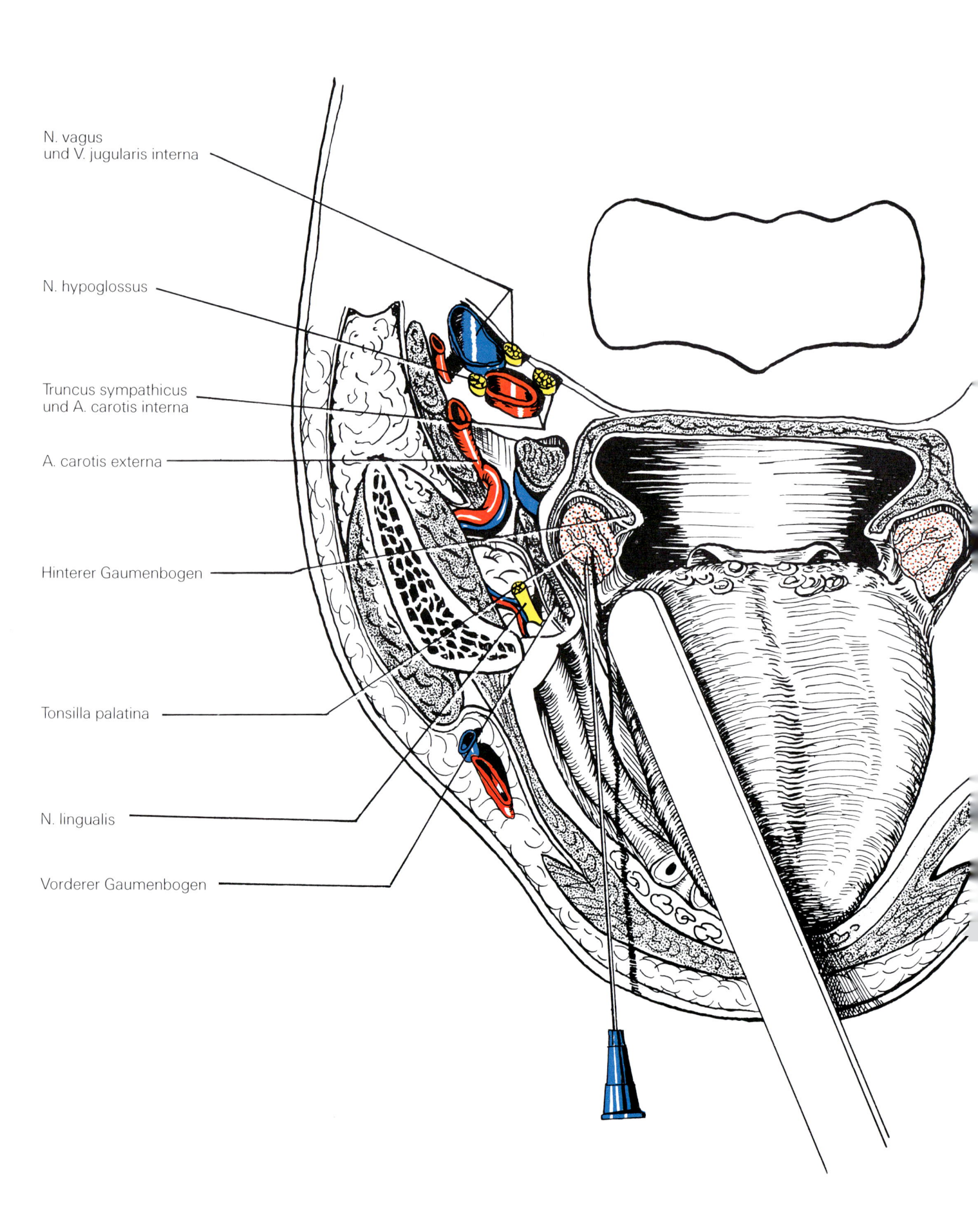

N. vagus und V. jugularis interna

N. hypoglossus

Truncus sympathicus und A. carotis interna

A. carotis externa

Hinterer Gaumenbogen

Tonsilla palatina

N. lingualis

Vorderer Gaumenbogen

Abb. 69
Injektion an den oberen Tonsillenpol-Transversalschnitt

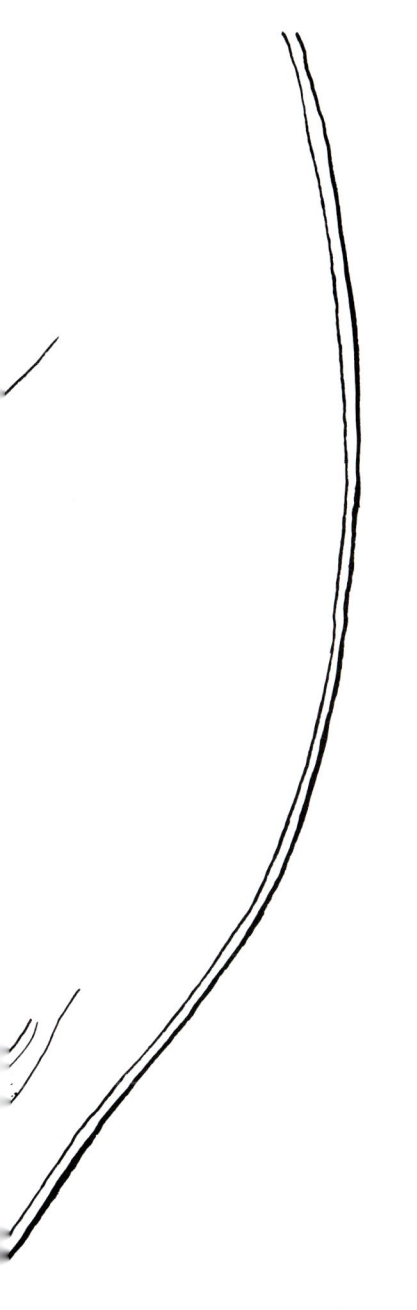

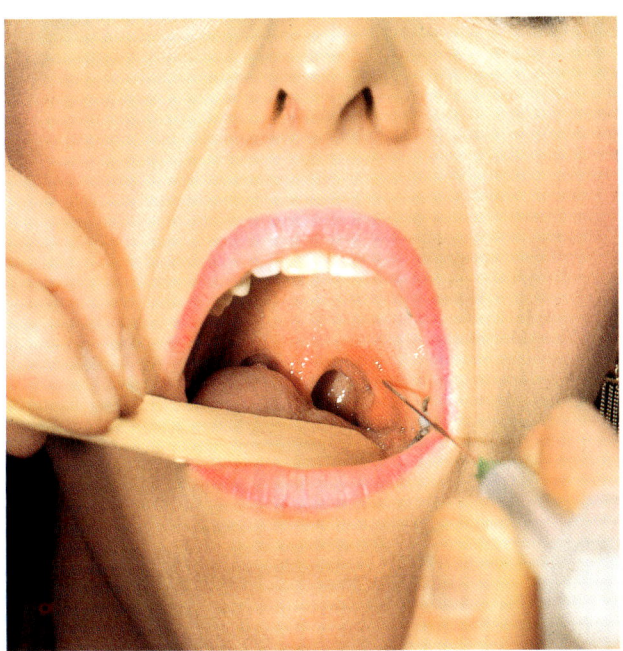

Abb. 70

Die Tonsillen werden sowohl im Rahmen der Segmenttherapie als auch der Störfeldsuche behandelt.
Dabei ist wichtig zu wissen, daß speziell das peritonsilläre Gewebe als pathomorphologisches Substrat zu betrachten ist.

Segmenttherapie: Bei Tonsillitis chronica sive recidivans. Dabei sind die höchst hypotrophierten bis atrophischen Tonsillen nicht beurteilbar, der Gaumenbogen ist düsterrot und teleangiektatisch injiziert.

Injektionstechnik:
- Tonsillenbehandlung
Nadel 0,6 x 60 (oder für Ungeübte die Tonsillennadel nach Strumann – verhindert zu tiefes Einstechen).
Menge: 2 x 0,5 ml, höchstens 1 ml
Nackenstütze oder Kopf an die Wand lehnen, Zunge nicht herausgestreckt, sondern mit Spatel leicht niederdrücken (Abb. 69 - 71).
Einstichstelle: oberer und unterer Mandelpol (peritonsillär)
Einstichtiefe: submukös (maximal 5 mm tief).

Aspirieren! Cave Blut! Kopf gut fixieren!
Gefahr bei direkter Infiltration des Tonsillargewebes – Keimverschleppung – Tonsillarabszeß.

Abb. 71
Injektion an den oberen Tonsillenpol-
Medianschnitt

100

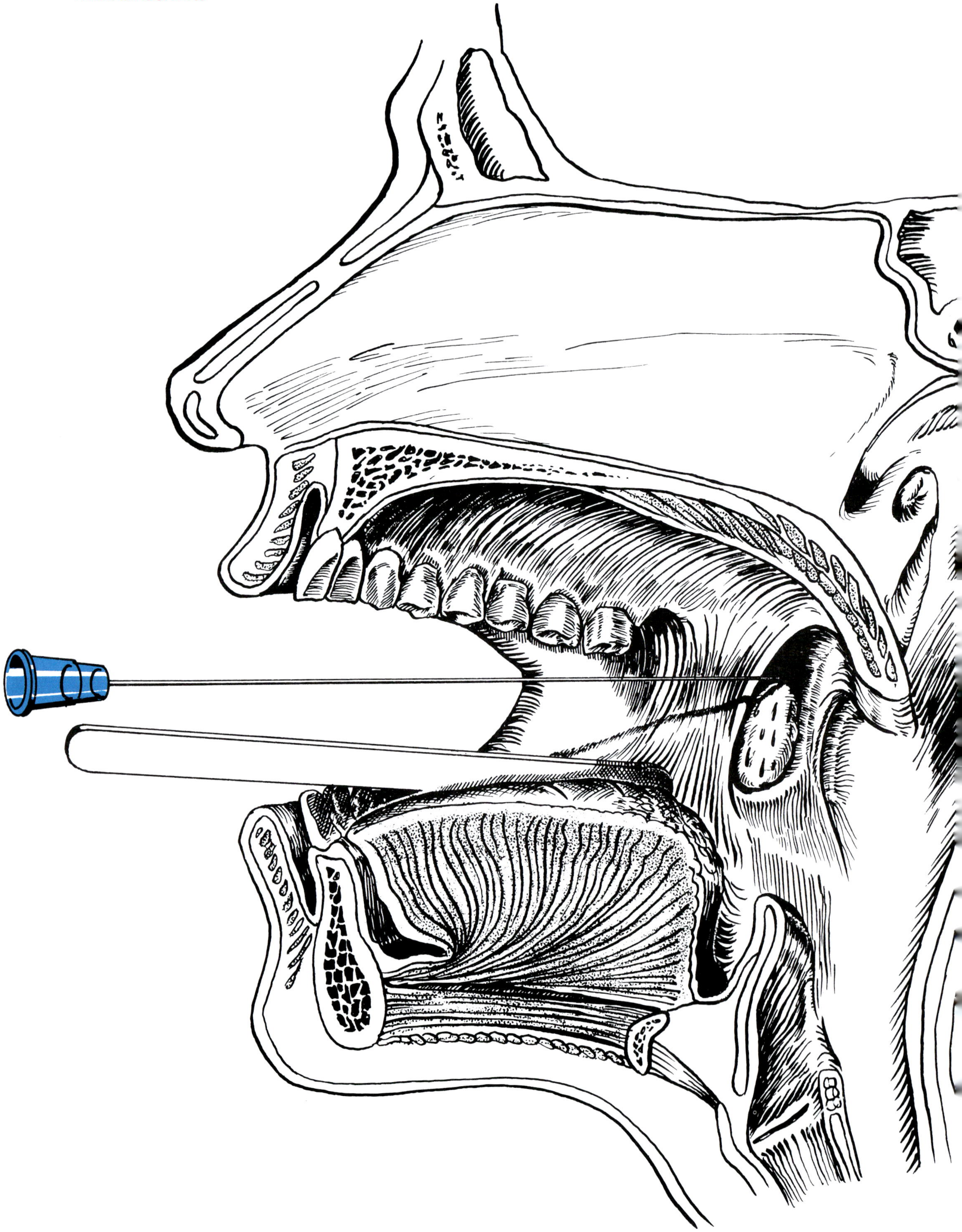

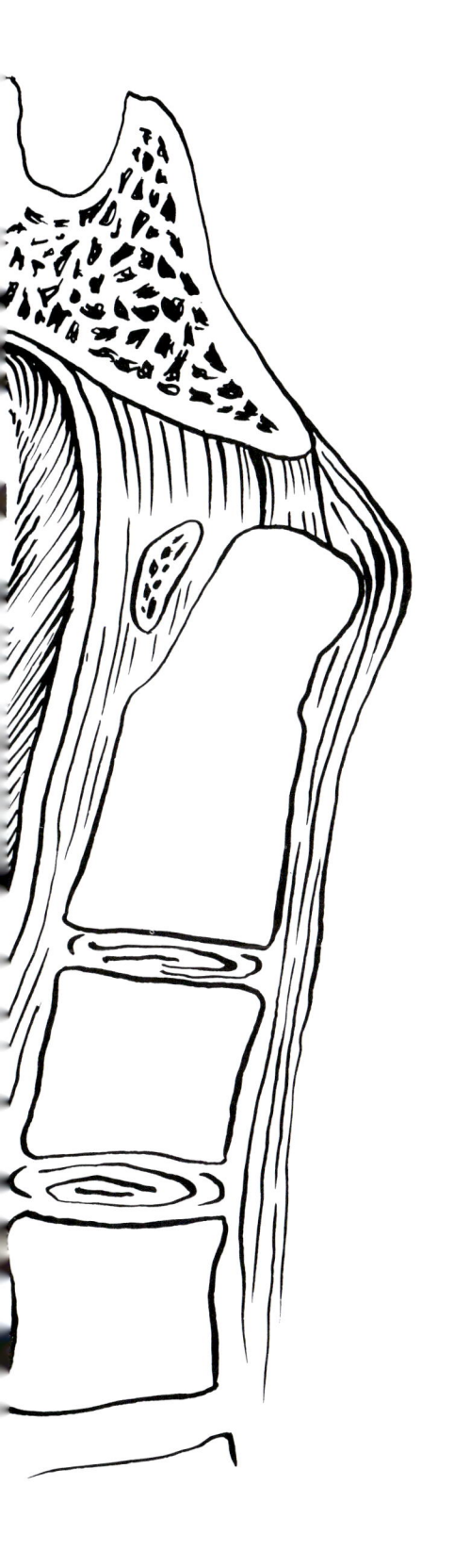

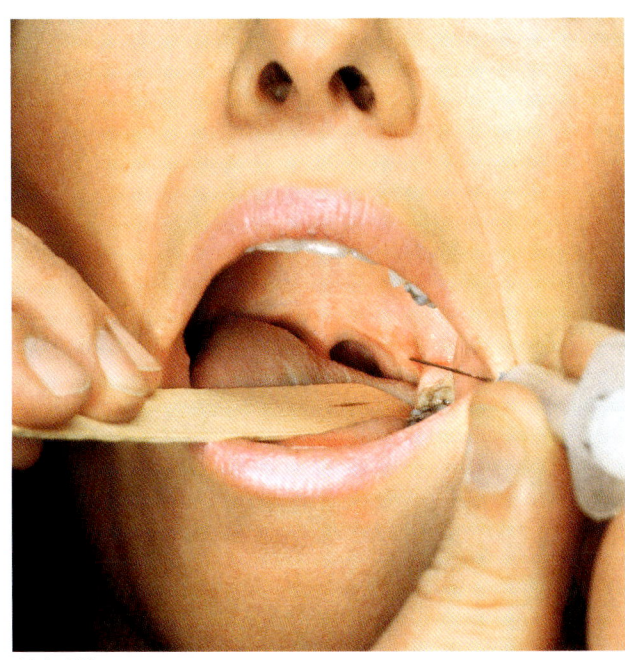

Abb. 72

Störfeldsuche: Als Testinjektion, wenn der Patient in der Anamnese schwere Tonsillitiden, Tonsillitis recidivans oder Status post tonsillectomiam angibt. Bei letzterem ist das peritonsilläre Gewebe sternförmig narbig eingezogen und die Umgebung bei Vorliegen eines Störfeldes livid verfärbt.

- Status post Tonsillectomiam
  Nadel 0,6 x 60
  Menge: 0,5 –1 ml
  Einstichstelle: in die Mitte des Narbengewebes (Abb. 72)
  Einstichtiefe: maximal 5 mm tief.

Aspirieren! Cave Blut! Kopf gut fixieren!

Außerdem bewährt sich die zusätzliche Quaddelung am Angulus mandibulae.

2.4.3. Narben

Die Narben sind nach der Erfahrung oft zu einem Störfeld geworden (auch wenn diese jahrelang schmerzlos und ohne Veränderung waren). Sowohl bei der Störfeldsuche als auch bei der Segmenttherapie sind alle, auch die kleinsten Narben im Segment sorgfältig zu behandeln. Das Quaddeln oder die Infiltration der Keloid- oder schmerzhaften Narben bringt eine lokale Besserung.

Injektionstechnik:
Wie bei der Zahntestung wird bei verhärteten Narben die Verwendung von Zylinderampullen angeraten.
Nadel Nr. 0,4 x 20 bzw. für Infiltrationen bis zu 0,8 x 80
Menge: 0,2–0,5 ml pro Quaddel (bei Infiltration je nach Größe der Narbe).
Einstichstelle: oberflächlich in die Narbe Quaddeln setzen, Abstand ca. 1–2 cm, sodaß konfluierende Quaddeln entstehen.
Einstichstiefe (nur bei der Infiltration) je nach Tiefe der Narbe – wichtig sind dabei die Narbenendpunkte und Drainagestellen (z.B. bei Cholecystektomienarben).

Bei großflächigeren Narben wird nicht in toto infiltriert, sondern es werden adspektorisch und palpatorisch Einziehungen und Verhärtungen lokalisiert und diese dann infiltriert.

Wie aus verschiedensten Literaturstellen hervorgeht, soll der ersten Narbe des Menschen – dem Nabel – besondere Beachtung geschenkt werden.

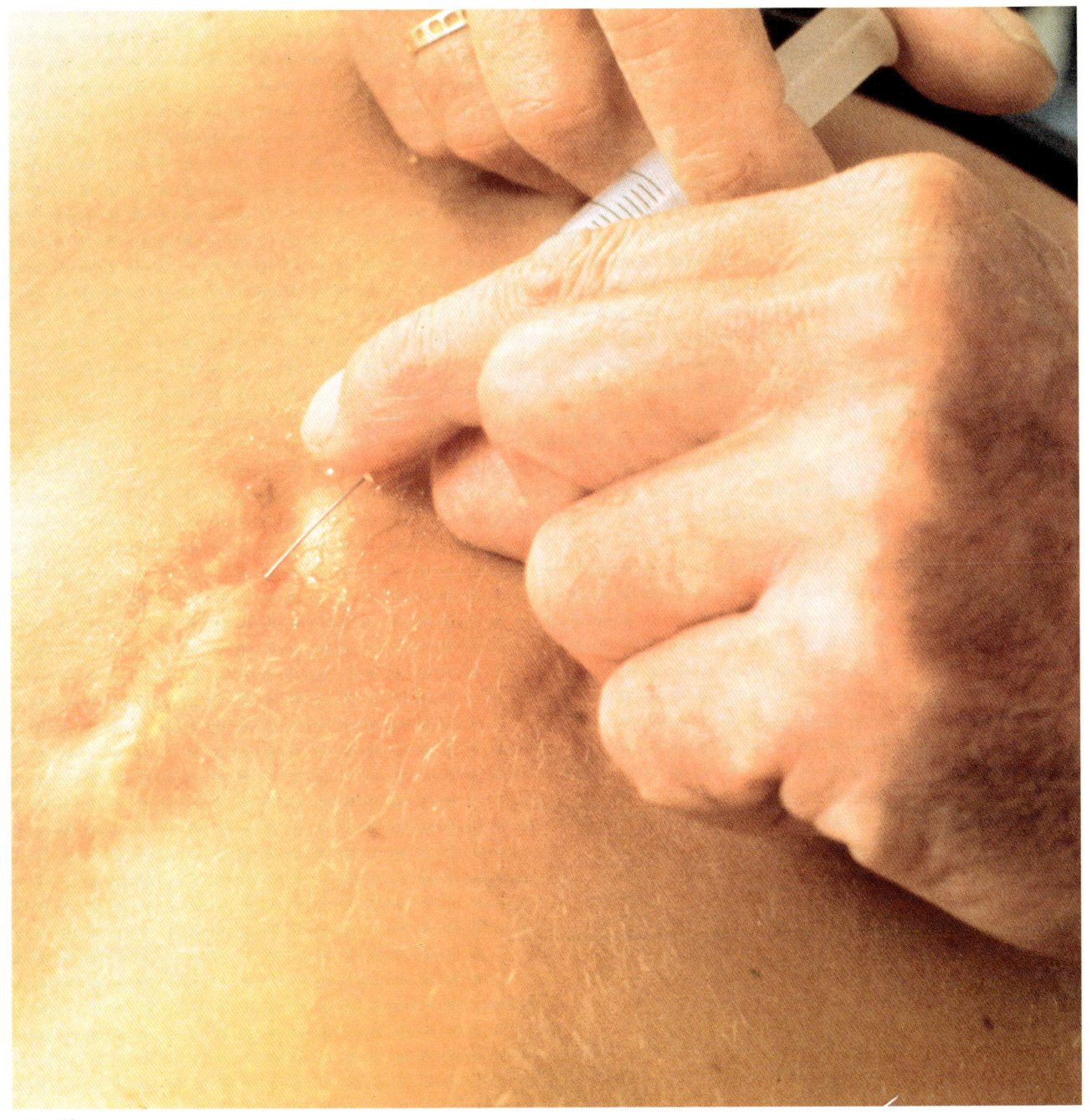

Abb. 73

Präparatbeschreibung

Xyloneural®
Zur Neuraltherapie (Quaddeln, Infiltrieren) i.c., s.c., i.m.

Zusammensetzung:
1 ml Injektionslösung enthält:
10 mg Lidocain · HCl, 6 mg Natriumchlorid, 1 mg p-Hydroxybenzoesäure (Konservans); Xyloneural®-Ampullen enthalten kein Konservans.

Anwendungsgebiete:
Xyloneural® eignet sich für sämtliche Anwendungsverfahren der Neuraltherapie.

Erkrankungen der Wirbelsäule:
- HWS-Syndrom
- BWS-Syndrom
- LWS-Syndrom
- Lumbago
- Ischialgie

Erkrankungen der Extremitäten:
- Gonarthrose, Coxarthrose
- Epicondylitis, Schulter-Arm-Syndrom
- Myogelosen
- Weichteilrheumatismus

Beschwerden im Kopfbereich:
- Migräne
- Kopfschmerzen verschiedener Genese
- Schwindelanfälle
- Tinnitus

Andere Anwendungen der Neuraltherapie:
- Psychovegetative Organbeschwerden
- Neuritiden, Neuralgien
- Narbenschmerzen

Therapieformen:
Therapie über den Schmerzort (Lokaltherapie):
- Behandlung am Locus dolendi

Therapie über das Segment (Segmenttherapie):
- Segmentale Behandlung über das zugehörige Dermatom bzw. Myotom

Therapie über das Störfeld (Störfeldtherapie):
- Behandlung am vermuteten Störfeld zu dessen Ausschaltung.

Gegenanzeigen:
AV-Block II. und III. Grades und andere schwere Überleitungsstörungen, ausgeprägte Verlangsamung der Herzfrequenz (unter 50/min), manifeste Herzmuskelschwäche III. und IV. Grades.

Tiefe Injektionen bei gleichzeitiger Behandlung mit Antikoagulantien bzw. bei Blutgerinnungsstörungen mit Quick-Werten unter 70%.

Überempfindlichkeit gegenüber einem Bestandteil des Arzneimittels (äußerst selten).

Bei akutem Leberschaden, eingeschränkter Nierenfunktion und in der Schwangerschaft ist bezüglich der Dosierung Zurückhaltung angezeigt.

Weitere Angaben zu Nebenwirkungen, Wechselwirkungen und zu den besonderen Warnhinweisen zur sicheren Anwendung sind der ‹Austria Codex-Fachinformation› bzw. der Gebrauchsinformation zu entnehmen.

Quellenverzeichnis und weiterführende Literatur

(Auswahl)

AUBERGER, H. G., NIESEL H. C.:
Praktische Lokalanästhesie (Thieme Stuttgart 1982)

BERGSMANN, O., EDER, M.:
Thorakale Funktionsstörungen-Pathogenese und Rehabilitation (Haug Heidelberg 1977)

BERGSMANN, O.:
Neuraltherapie-Ansätze zu ihrer Anwendung. Mod. Prax. 3, 78–82, 1983

BERGSMANN, O.:
Palpation in der Neuraltherapie. In Öst. Med. Ges. f. Neuraltherapie (ÖNR). Symposien 1981/82/83. pp. 171–175 (Eigenverlag)

BOZSOKY, S., BALINT, G., TEMESVARI, P.:
Symptomanalyse des Bewegungsapparates (Aesopus Basel/München 1978), Bd. 3

BRAND, H.:
Neuraltherapie bei Tinnitus. Wr. med. Wschr. 133, 545–547, 1983

DOSCH, M.:
Bildatlas zur Technik der Neuraltherapie mit Lokalanästhetika (Haug Heidelberg 1983)

DOSCH, P.:
Zur Wirkungsweise der Neuraltherapie mit Lokalanästhetika. Hosp. 3, 152–153, 1983

DOSCH, P.:
Lehrbuch der Neuraltherapie nach Huneke (Regulationstherapie mit Lokalanästhetika) (Haug Heidelberg 1986)

DOSCH, P.:
Wissenswertes über die Neuraltherapie nach Dr. Huneke (Haug Heidelberg 1980)

DOSCH P. (Hrsg.):
Neuraltherapie nach Huneke. Freudenstädter Vorträge 1971–1985 (Haug Heidelberg 1974–1986), Bd. 1–10

EDER, M.:
Kopfschmerzen, Halswirbelsäule und Kopfreflexzonen. In Öst. Med. Ges. f. Neuraltherapie (ÖNR). Symposien 1978/1979/1980. pp. 133–138 (Eigenverlag)

EDER, M.:
Therapeutische Aspekte pseudoradiculärer Schmerzsymptome. In Öst. med. Ges. f. Neuraltherapie (ÖNR). Symposien 1981/1982/1983. pp. 19–26 (Eigenverlag)

EDER, M., TILSCHER, H.:
Schmerzsyndrome der Wirbelsäule (Hippokrates Stuttgart 1978)

ERIKSSON, E.:
Atlas der Lokalanästhesie (J. Chr. Sorensen & Co. A/S, Kopenhagen 1969)

FLECKENSTEIN, A.:
Die periphere Schmerzauslösung und Schmerzausschaltung (Steinkopff Frankfurt 1950)

FLECKENSTEIN, A.:
Der Kalium-Natrium-Austausch als Energieprinzip im Muskel und Nerv (Springer Berlin 1955)

FORTH, W., HENSCHLER, D., RUMMEL, W.:
Allgemeine und spezielle Pharmakologie und Toxikologie (Bibliographisches Institut Zürich 1983)

GANONG, W. F.:
Lehrbuch der Medizinischen Physiologie (Springer Berlin, Heidelberg, New York 1979)

GROSS, D.:
Therapeutische Lokalanästhesie (Hippokrates Stuttgart 1985)

GROSS, D.:
Therapeutische Lokalanästhesie ist nicht einfach ‹Blockade›. Ärztl. Prax. 37, 2550–2552, 1985

GROSS, D.:
Angriffspunkt: Das Nervensystem. Wie die Neuraltherapie wirklich wirkt. Ärztl. Prax. 34, 307, 1982

HANSEN, K., SCHLIACK, H.:
Segmentale Innervation – ihre Bedeutung für Klinik und Praxis (Thieme Stuttgart 1962)

HEINE, H.:
Mikroanatomie (Fachinst. f. Kommunikation im Gesundheitswesen, Ravensburg/Med. wissenschaftl. Abt. d. Gödecke AG, 1981)

HOPFER, F.:
Zur Technik der wichtigsten neuraltherapeutischen Verfahren. Mtskurse ärztl. Fortb., 25, 34–37, 1975

HOPFER, F.:
Das Syndrom des Schulterschmerzes. Erf.hk. 32, 440–445, 1983

HOPFER, F.:
Herddiagnostik und -therapie außerhalb des Zahn-Kieferbereiches. Erf. hk., 22, 225–227, 1973

HUNEKE, F.:
Das Herdgeschehen im Lichte der Heilanästhesie. In AG d. w.-dtsch. Ärztekammern – Meth. d. Herdnachw. (Hippokrates Marquardt & Cie. Stuttgart 1950)

HUNEKE, H.:
Neuraltherapie: Eine wissenschaftlich anerkannte Methode! Ärztezschr. Nat. hk. 24, 559–561, 1983

HUNEKE, W.:
Impletoltherapie (Hippokrates Marquardt & Cie. Stuttgart 1952)

KAHLE, W., LEONHARDT, H., PLATZER, W.:
Taschenatlas der Anatomie (Thieme Stuttgart 1985)

KELLNER, G.:
Der Herd in experimentell-histologischer Sicht. Öst. Ärzteztg. 34, 933, 1979

KIBLER, M.:
Segment-Therapie (Hippokrates Marquardt & Cie. Stuttgart 1953)

KILLIAN, H. ET AL.:
Lokalanästhesie und Lokalanästhetika (Thieme Stuttgart 1973)

LEONHARDT, H.:
Histologie, Zytologie und Mikroanatomie des Menschen (Thieme Stuttgart 1977)

MELZACK, R.:
Das Rätsel des Schmerzes (Hippokrates Stuttgart 1978)

NEUMARK, J.:
Klinische Pharmakologie der Lokalanästhetika. Vortr. ÖNR-Symp. 1977 (Sddr.)

PISCHINGER, A.:
Das System der Grundregulation (Haug Heidelberg 1983)

SABBAH, A.:
Etude de l'allergie aux anesthésiques locaux par test de transformation lymphoblastique. Ann. Anesth. Franc. XVII, 3, 2, 281–284, 1976

SCHMID, J.:
Neuraltherapie (Springer Wien 1960)

SCHNITKER, J.:
Ergebnisse der orthopädischen Feldstudie mit Xyloneural®. Inst. f. angew. Statistik, Bielefeld 1984

SCHNITKER, J.:
Wirksamkeit und Verträglichkeit von Xyloneural®: Therapiewoche 35, 1/TW-Magazin (1985)

TILSCHER, H. ET AL.:
Lumbalsyndrome. Vortr. ÖNR-Symp. 1977 (Sddr.)

TILSCHER, H.:
Ordnungsprinzipien der Infiltrationstherapie; Vortr. Luzern 1984

TILSCHER, H.:
Die Reflextherapie: Biomed 7–8, 42–45, 1985

TILSCHER, H., EDER, M.:
Lehrbuch der Reflextherapie (Hippokrates Stuttgart 1986)

VOGLER, P., KRAUSS, H.:
Periostbehandlung (Thieme Leipzig 1953)

Pharma Stroschein Hamburg

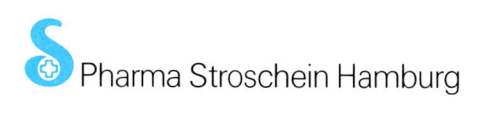

Xyloneural®-Fachdokumentation

Gebro Fieberbrunn